ゆっくり、ゆったり、ゆたかに生きる

(社)日本医学協会特別顧問
元富士通川崎病院院長
川上立太郎
＋
尊厳生の会 編著

医療の基本は自然治癒力

スローライフ・スローメディシン

同時代社

スローライフ・スローメディシン／目次

第一章

緊急事態、日本の医療

尊厳生の会

一、医療崩壊の不条理

◈市民・患者が感じた――医療崩壊の不条理

日本は、1961(昭和36)年4月から、国民皆保険になった。国民すべてが、なんらかの健康保険に加入することが義務づけられたのである。すなわち、地域保険(国民健康保険)、職域保険(組合管掌健康保険や政府管掌健康保険)、各種共済保険などである。

そもそも保険が目指したのは、組合員がふだん健康なときに保険をかけておいて、病気やケガをしたときに備えよう、という相互扶助であった。

ゆえに医療を必要とするときは、「健康保険取扱」を標示した医療機関に、「健康保険証」を提示すれば、自己負担金を支払うだけで済む。

患者は、安心して受診できる、と好評だった。

いっぽう診療者側にとっても、一部にその先行きなどを心配して、異論を唱えたむきもあったが、「診療費がやすくても、国(支払基金など)が払ってくれるので、取りはぐれがない」との多数意見から、おおむね好評だった。

こうして健康保険による診療は、あっというまに普及して、診療を受けることは、保険診療を意味した。

◈いつでも、どこでも、受診できる

政府は、わが国の医療は、皆保険制度により、保険証を持参すれば、いつでも、どこでも、受診できる、と胸を張った。

日本医師会もまた、診療費はともかく国民皆保険制度を誇った。

たしかに、アクセスの良さはすばらしかった。過疎地の医療について不満はあったが、政府・自治体は国保病院・診療所などを積極的に増やしたために、一応評価された。くわえて日本は明治以来、「自由標榜」「自由開業」だったから、医師免許を取得すれば、どこでも好きな診療科目をかかげて開業できたから、医師が増えた。

必然的に、質の問題が問われることになる。

◈医療行政はどうだったか

このような問題点は、とうぜん表出した。

だが政府は、日本医師会（日医）という強力な組織力と、専門職集団の主張にはなすすべがなかった、といえよう。

政界に隠然たる影響力を有した武見太郎が、日医会長をつとめた四分の一世紀は、まさに日医の

独壇場といえた。ときの厚生大臣を軽くあしらい、与党実力者幹事長を相手に渡りあったシーンをご記憶の方も多いだろう。

とにもかくにも日医会長は、日本の医療行政に圧倒的な影響を与えたのである。その日医会長の選出は、各都道府県で選ばれた代議員の投票によるし、その代議員は日医会員によって選出される。会員の多数は開業医である。

このような選出法は、「日医は開業医の団体」であるとみなされてきたし、主に公的病院勤務医からも批判されてきた。つまりは、医療行政は、開業医の力が大だった、といえる。

◈玉石混淆の医師

読者の方もおわかりだろうが、十人十色はまた医師も十人十色である。だが医師の場合は、直接生命にかかわってくるだけに、仕方ないでは済まされない。

かつて中国・唐の時代に刊行されたという「医学全書」(原題は不明だが)に、つぎのような記述があるという。

《大医は国を医し、中医は人を医し、小医は病を医す》と。

大医は、自然環境、政治、公衆衛生を考慮して個人の健康を考え、中医は、病人の心身つまり全人的に診る。少医は疾病だけを診る、という意味だろう。

患者は臨床医としては、中医を選ぶことが望ましいし、疾病だけの、換言すると部分的だけ「葦の髄から天井を覗く」医師は、少しでも医療のなんたるかを知っている者なら、選ばないだろう。

◈**現代の医師は**

ところが現代の医師のなかには、その範疇からはみ出た者が多い。このことは医療者のみならず大方の認めるところである。

実例をあげよう。

①算術医、または医業優先の医者

内科的な医療ですむ胆石の女性患者を、入院させて、外科手術をし、「麻酔事故」で死亡させた救急病院。和解。

②豊胸手術を、医者「ひとりでおこない」(つまり、麻酔科医も看護師もおかず)、26歳の女性を、「植物的人間」にしてしまった美容外科。賠償金1億7千万円の判決。

『医療事故訴訟における和解事例の研究』(吉川孝三郎ほか著、現代人文社刊)参照。

以上2例は、決して特殊なケースではない。

むかしも「今晩のお座敷遊びのために」と、盲腸の手術をする医者がいたというが、それほど数はいなかったという。

◈**健康保険を食い物にする医者**

総じて、現代の医師は、唐の時代と比較すると人命を軽んじている。といったら言い過ぎだろうか。

これは、医師だけではない。すべての職業に共通のことだし、すべての人に言えるのではないか。あるとき次のような相談を受けたことがある。

東京の下町で、小料理屋を経営している女将。

《板前が、疲れたので少し休みたい、と言ったので、常連の病院長に相談した。検査をするので入院。結果は胃潰瘍。すぐ手術。しかし縫合不全で再手術。入院期間が長引く。

板前が不信感を抱き、私も変だと思い、そもそも外科手術が本当に必要だったのか公立病院の医師にレントゲンフィルムを見てもらった。「断定的なことは言えないけれども、弁護士などに相談してみたら」、と紹介されてきた》

親方日の丸、健康保険を食い物にする医者と患者のケース。笑うに笑えないケースだが、健康保険を食い物にする輩は多いようだ。

◈こんな医者も

「新薬が発売されてプロパーからすすめられたとき、1年間はかならず使うようにしている。だから、プロパーからうけがいい」と自慢する医者。

「うちには、看護師はいないので、対応はすべてエイド（看護助手）。それでも患者さんは、看護師さんが、と言ってくれる。理屈っぽい正看なんか雇う必要はないね」と豪語する医者。

「うちの病院長は、新薬が出ても1年間は使わない方針。職員はみんな院長を信頼しているし、患者さんもまた同じね」

と、胸を張る看護師がいるのも事実。

◈これでいいのか日本の医療

以上述べたように、日本の保険診療は崩壊したといっていい。崩壊した医療を建てなおすのは、容易なことではない。それでもなんとか、あるべき姿に再建したい。

それには、まず、点検することからはじめる必要がある。声を大にして言いたいのは、今の医療は生身の心身をもつ人間を対象としていないことだ。読者のみなさんは、いま心ある開業医を悩ませていることは、なんだかご存じだろうか。

①生活習慣病——高血圧、がん、糖尿病などの慢性疾患。
②各種のアレルギー疾患——アトピーや、アレルギー疾患。
③心の悩み——うつ病、心身症などの疾患。

どれも、特効薬で一発で治るという類いの疾患ではない。患者さんも長期間悩まされる。医師としても辛い、という。

どれも慢性なのと、生活環境や職場の環境と心が絡んでいる。

◈心を無視した医療は、医療とはいえない

心ある医師は、医療は患者さんと信頼関係のうえに成り立つという。

べつに「心ある医師」と言わなくても、改めて念を押す必要があるほど、心を無視した診療をする医師が多い。なぜか。

ふつう診察は、どうしましたか、という問診からはじまる。

それなのにR整形外科では、受付が「どうしましたか?」と尋ね、「腰が痛いので」というと、「では、最初にレントゲンをとります」

新婚の女性患者が、その指示に従った。

のちに家族(姑さん)から、「レントゲンなんか撮って、だいじょうぶなの」と心配されて、不安になりR整形外科に問い合わせしたところ「もし妊娠していたら、中絶する費用はこちらでもつから」と言われたという。

重ねて質問すると、「いま診療中だから、午後2時ごろ電話をください」と言われ、当会に来た。

午後2時、当会の事務所から電話すると、院長は、

「医師会にも、大学にも相談した。妊娠はまあだいじょうぶでしょう」

「万一、妊娠していたらどうですか」

「産婦人科を紹介しますから、いろいろと相談してください。費用は全部、うちでもちますから」

まず、新患は問診から始まる。ましてや妊娠の可能性がある女性は、きちんと問診をする。これはイロハのイだ。

運悪く、女性は妊娠していた。生まれるまで不安を抱えるのはいやだと、夫婦で相談のすえ中絶したという。費用をどうしたかは聞いていない。

◈医師ではなく、技師だ

とうぜんのことだが、人を診察する医師は医学部を卒業後、医師国家試験に合格、研修を受けたのち診療できる。

しかしながら現代は、工学部人間修理科卒業の技師が多いという。

診察室に入ってきた患者さんを、マニュアルどおり検査して、パソコンに打ち込み、結果に基づいて薬を出す。あるいは外科にまわす。

これで医師の診察といえるか。

現在、初診料は2700円である。この料金が適正であるか、どうか。

ある人は、「3時間待って3分診療だから、1分900円だ。これはぼったくりだよ」と言う。

だが医師は、「それでは食えないので検査をして穴埋めする」という。

あなたならどのように考えるか。

筆者は、「技師なら2700円でも、医師なら不当に安い」と応える。だいたいまともに診察して、料金は検査、薬で穴埋めするなど、論外のまた論外である。

まともな診察、そして時間はどうなのかは、川上立太郎医師がくわしく述べる。

◈人間を大切にする医療を

これまでざっと日本の医療を、駆け足で述べてきた。

だが、これでは読者の皆さんの消化不良をきたすおそれがないとは言えない。

そこで次章では、物語りふうにいくつかの実例をもとに、じっくり述べようと思う。なおプライバシーの関係から、仮名その他、プライバシーが推定できないよう、配慮して語ることをお許しいただきたい。

二、実例から考える日本の医療

◈強迫神経症という病気

A男は20歳。彼には人には言えない悩みがあった。強迫観念である。外出する際に、施錠は完全か、火の始末はできたか、の類の不安感である。

そのことを自覚している彼は、もちろん細心の注意をはらって確認する。それで外出するのだが、不安感が離れない。

いったん、外にでてふたたび家に戻る、その繰り返しを何度も行なう。ばかげたことを何度も、と自嘲するのだが、妄想はあとからあとから沸いてくるのだ。その都度、しっかりせい、と自分を励まして打ち消すのだが、効果はない。

もちろん医師の診察を受けた。だが、「景気が悪くなると、このような人が増える」とか、「しっかりした自己をもって」とか言われて、クスリといわれるモノを出されるだけだ。何箇所まわっても、大同小異。馬鹿らしくなる。

そこで、あきらめて観念すればそれはそれでひとつの解決法だが、こだわりが強いとそうはいかないのが、この病気の特徴だろう。

◈不安感が広がる

不安感が広がると、つねに緊張する。

緊張すると、表情が強ばる。そのような顔を見せたくないので、できるだけ対面を避けようとする。対人恐怖といわれる。

対人恐怖が昂じると、人混みに出たくない。こもりがちになる。

本人は、必死だ。さまざまな本を読み漁り、心理療法が望ましいと思えば、あやしげな心理療法も受ける。座禅も試みた。

だが自分には、効果があるとは思えなかった。常に内心の動きが気になる。ついには終日ノートにむかって、心の葛藤を綴ったり、拍動に神経を集中したりで、神経質になってゆくのがわかる。

このころ、いろいろな療法と称するものを試したが、さっぱり効果なし。

俺は、なんのために生きているのだろう、こんな苦しみに耐えて。死への誘惑が何度も訪れる。

そしてある時、甘い誘惑に誘われて、あの世への入り口に立つ。睡眠薬を飲んで、静かに横たわる。ここは金北山（佐渡ヶ島の一、一〇〇メートル余りの山）の頂上付近だが、とても静かで周囲の日本海の波音が聞こえてくる。聞こえるはずはないのだが、実際に聞こえたような気がした。

それから何時間経ったかわからない。周囲は霧が立ち籠めていた。

山を下るとそこは、金沢村という村落だった。君の名は、という映画の主題歌が流れていた。それと奈良光江の歌が。

◈時が流れて

A男は、生きていた。

人生に共感する女性がいて、生きていてよかった、と思う甘美な日々が続いた。そのような繰り返しの人生を何度おくったことか。その間、強迫神経症は、幾度となく出没。治療はあきらめたり、新しい治療法に期待をしたり。

そうして出会ったのが、九州大学医学部心療内科のI教授と教育学部N教授である。

この機を逃さないと、A男は寝食を忘れたかのように、心身医学の基礎を学び、自律訓練法を会得した。

学んでいくうちに、神経症状はとれ、身体症状も消失したのである。

ここで明らかになったのは、潜在意識によって顕在意識が支配されるという否定できない事実だった。この理論は、大脳生理学の時実利彦教授のもとで明文化されてゆく。

心とからだの密接なつながりから生じる心療内科は、その後大きく花が咲き、やがて診療科目として標榜が認められるようになった。時は流れ1996年。この年から、自称「心療内科」が激増した。このなかには、「疾病利得」あるいは「疾病への逃避」が何を意味するかを知らない医師がいるという。驚く以外ない。

◈典型的な心身症

B夫、46歳。産婦人科の開業医。

病院長の娘である妻の実家から、援助を受けて開業したばかり。張り切っていたが、思うに任せず、なかなか軌道にのらずに苦しんでいた。

妻は、B夫が勤務医のときは奥様業に専念していたが、開業医の妻となれば多忙の日々である。とりわけ実家から援助を受けた手前、なにかと経営に口を挟む。くわえて妻の母が、毎日のように来て、「信心しなさい、患者がふえるから」と娘婿を説得する。これらは、あとで聞いた話。

B夫が、診療中に突然たおれた。救急車を呼んで脳神経外科に搬送した。のち母校のT国立大学病院に転送となった。

ここで脳神経外科および神経内科で徹底的に検査をしたが、異常所見は見当たらない。それなのに症状はどんどん進み、衣服の着脱のみならずかんたんな計算、筆記も不可能となり、ついで会話も成立しにくくなった。

◈確定診断不能のまま退院

妻と姑をはじめとする病院の一族は、連日親族会議を開いた。そのなかで、心理療法がどうか、と提案がありさっそく情報を求めた。

ようやく「治療はしていない。ただしアドバイスはする」という「P深層心理研究所」と出会い、所長のアドバイスに従いF大学産婦人科K教授の指導をうけた。

K教授は産婦人科の教授でありながら、心身医学に関心をもち東京の医学書出版社から『心身症の診療』を著すなど積極的に携わっていた。全人的医療にこだわっていたのである。

B夫は初めのうちは妻に付き添われ、のち単独で通院ができるほど、症状が改善した。と書くと、かんたんのようだが、治療に要した期間は1年ほど。患者自身に対するカウンセリングと環境調整（主として妻と姑のカウンセリング）が主だった。

K教授は、「診療所を閉じて、勤務医になるように」と強くすすめたが、妻と姑の反対で実行されなかった。

結局は、2年後に離婚した。

◈患者と医療者の対話

医療の基本は、視診、問診、触診、聴診、打診だという。

この診察法を駆使することで、7、8割は診断がつくという。とりわけ問診は、基本だという。この場合、ただ時間をかけて問診をすればよい、というのではない。患者と医療者の心の深層にベルトがかかって、気兼ねなく対話ができる人間関係というか、信頼関係ができたうえでのことである。良医と言われる医師は、「患者さんの言うことに耳を傾けると、患者さん自身が診断を教えてくれる」と異口同音に語る。

だが現在は、問診する前に検査、検査をするように、真の医療からかけはなれた工学部的手法が一般的になっている。

これでは人間を対象とした医療とはいえない。

医師の素質や教育だけのせいではない。

初診料2700円が低額すぎるから、各種検査で穴埋めしなければならない。検査には危険がともなう、というのに。

川上医師が指摘している点を、よく吟味してほしいものである。

◈X診療所の設備

医師ひとりの内科診療所の設備が病院並。一例をあげよう。自己申告である。

単純X線撮影装置、高圧X線装置、透視撮影装置、胃・十二指腸ファイバースコープ、心臓用超音波断層装置、腹部用超音波断層装置、心電計、心電計（自動診断付）、ホルター心電計端末機、ホルター心電計解析器、エルゴメーター、スパイロメーター、多項目自動血球計数装置、血糖定量測定器、心電図モニター、経皮的酸素飽和度連続測定装置、救急蘇生アンビューバッグ、気管内挿管器具、酸素ボンベ、酸素吸入器、吸引器。

新しく購入しても、リースにしても、設備の費用は莫大な金額になる。償却するためにせっせと使用することになる。その費用は、もちろん患者そして税金。なによりも侵襲といって、患者の生体にマイナスの負担を強いることになる。

三、人工透析患者の訴え

◈人工透析＝人工腎臓

75歳の男性、無職です。

腎不全になり、人工透析を受けて約10年になります。

人工透析と言われても、言葉は聞いたことがあるけれど、イメージが浮かばない、なんのことか分からない、という方が多いのではないか、と思います。「人工腎臓」のことです、と言ったら、あるいはご理解いただけるかもしれません。

血液は血管の中を流れて酸素を運んだりしています。その老廃物は、腎臓でろ過されます。腎臓の機能が低下して（腎不全）、尿が出なくなったりすると大変です。重症になると死に至ります。

そこで人工的に腎臓の役割を果たすのが、人工透析です。

人工透析は、人為的に血液から水分や老廃物を抽出して体外に排出し、ふたたびろ過した血液を体内に戻します。それで人工腎臓というわけです。ですから心臓に与える負荷はかなりのものです。

透析患者の死亡原因の半数を、血管合併症が占めるという事実が、そのことを裏付けています。

１９６０年代後半になってから、人工透析が普及しはじめたのですが、費用が高いため、大多数の患者は恩恵を受けることができませんでした。

1970年代に入ってから、健康保険が適用されるようになり、今日にいたっています。

◈人工透析の費用は

さてその費用ですが、1回4時間で週3回、年間約500万円かかると言われています。合併症がいくつかあると、薬代や治療費がかかりますから、それだけかさみます。

現在は、健康保険が適用されているだけでなく、自治体によって異なりますが、全額無料から、月額1万円程度の自己負担で人工透析を受けられるように、手厚く保護されています。

しかし患者数の増加により、この補助制度がいつまで続けることができるか、関係者のあいだで危惧されています。

◈人工透析を受けている患者数は

いま手元にあるわが国の慢性透析療法の現況をみると、

2004年　24万8166人
2005年　25万7765人
2006年　26万4473人
2007年　27万5119人

となっています。（いずれも、毎年12月31日現在）

ざっと毎年およそ1万人ずつ増えています。

一人、500万円×一万人で、年間500億円の増加となります。

年間一万人の増加は、必定です。それは近年、糖尿病患者からの透析が増えていること、また透析患者が若年化していることもあげられます。この現実を直視するなら、医療費の面から(もちろんそれだけではありませんが)見ても、緊急に手を打つ必要があります。

◈高血圧になる

私は1983年当時、ある取材活動をしていました。そのため、嫌がらせや露骨な取材の妨害を受けていて、尾行や自宅周辺のうろつきも日常茶飯でした。私は弱気を見せなかったのですが、その実精神的にまいっていることも事実でした。ある日突然、鼻血が大量に出たのです。

すぐに自宅近くのかかりつけの内科医に行くと、

「血圧が異常に高い。200をオーバーしていますよ。なにかストレスがありましたか?」

この医師は、むかし海軍の軍医だったそうだが、生活全般、家庭環境などを含めて診るので信頼していました。

「とにかく心身の安静が絶対必要だから、まずは休養です」とアドバイスされました。しかし、仕事を休むわけにもいかなかったので、結局は仕事を続けたのです。

この高血圧が、ストレスがなくなった後も、症状だけが居座ってしまったようです。痛風になり、激痛に悩まされて苦しみました。

◈痛風そして腎不全に

開業医から「精密検査を」とすすめられて、大病院で受診しました。「腎臓がやられている」ことは分かりましたが、降圧薬、利尿薬を服用し、食事に配慮する以外、これといった手立てはありませんでした。

率直にいって、開業医レベルで細かい食生活のアドバイスを求めても無理です。大病院もしかり。なぜかというと、健康保険といいますが、実際は疾病保険です。つまり予防については診療報酬はないに等しいのです。病気になるとはじめて治療のために報酬が出るのが、現行の「疾病保険」です。そのため採算がとれないので、医療機関はあまり熱心ではありません。

それでも複数の大病院にかかりましたが、大同小異でした。

腎不全の症状は、確実に悪化していき、何度も、痛風による激痛の発作に悩まされ、肺水腫、呼吸困難などを経て、17年後の2000年秋、病院に駆け込み受診後、とうとう倒れました。尿毒症になっていました。

ここまで来ると、透析か死かの二者択一です。覚悟はしていましたが、家族がいれば当然透析を選ぶ。透析室に入って、緊急透析患者としてベッド上の人なったわけです。

◈透析してスッキリだが

緊急透析を受けて、心身がスッキリしました。今までの疲労感、呼吸困難、意識低下、判断力低下などがとれて、ウソのようにすべてが鮮明になったのです。

嬉しくてたまりませんでした。透析を受けてよかった。こんなことなら、無理をしないでもっと早く、透析を受けるべきだったと悔やみました。

しかし、透析はそれ1回でお終りというわけではありません。次第に喜んでばかりいられないことが分かってきました。透析の後は血圧低下をきたしたり、ふらつきで歩行困難になったりするのです。透析の翌日の午前中までは、からだがだるく仕事は無理でした。

現在、透析生活に馴れたとはいうものの、自分はこれでいいのか、いま透析によって生かされているけれど、巨額の公費をつかって生きる意味があるのかと、常に自問自答しています。たぶん人はこのような心理状態になったとき、あるとき死の誘惑にあがらうことができないで実行するのではないか、とも考えたりします。

年齢からいっても先が見えているわけで、とにかく今日もまた生きようか、という毎日です。

四、糖尿病→網膜剥離→腎不全になった医学部教授

◈ある教授の死

2008年12月の厚労省の発表によると、糖尿病患者およびその予備群は2千万人だという。糖尿病になって気が付かないでいると、例外なく合併症が発症する。すなわち神経障害→網膜症→腎

症といき、人工透析を必要とする。

ここにあげた例は、某医科大学のO教授である。それから24年後の２００４年1月17日、亡くなった。享年82歳。

O教授が視力の異常に気付き眼科医受診、糖尿病が発見された。

◈O教授からのお手紙

《前略　私もむかしは、医師だけの立場で考えていましたが、13年前に網膜症という合併症を糖尿病を発見されてからは、患者の立場から考えられるようになりました。

そしていろいろと養生を工夫し、たとえば3度の食事をそれぞれ2分割して間に、1時間おいて食べる方法を思いついて実行し、糖尿病の薬は今も飲まずにすんでいます。眼は光凝固療法、白内障手術などで一応、進行も抑えることができています。

しかし血圧上昇と腎機能低下が5年後に指摘され、以来降圧剤と低タンパク高カロリー食を、粉飴と澱粉米でやっています。

その他いろいろと養生法をやって分かったことは、慢性で徐々に悪化する成人病では、患者である自分自身の工夫と努力が最も重要であることです。私はこれは、患者にできる医学であると、大変大きな発見をしたと思います》

◈O教授の反省

お手紙は続く。

《ただこうした発見は、自分が病気と対決したときにはじめてできたもので、健康の時にはできないものです。

しかし患者との対話が密であれば、こうした情報を耳にし、患者と同じ立場にあるようになった時に、よく伝わるものではないかと思います。

そうなれば私のように、病気になってはじめて発見するのではなく、病気にならないままで周知できると思います。

そしてそれを別の患者にも応用できるし、また自分自身にも用いることができますので予防ができますし、私のような合併症をださずに、健康を保てることになります》

◈医療システムにも言及

ただ問題は、3時間待ち3分間診療では、患者と密な会話が育たない、と嘆いたあと提言しています。

《たとえば急病の患者の場合は、患者の決断も早い。けれども慢性疾患の患者の場合は、なかなか決断しないのです。私の体験や、他の医師が語るところなど総合的に言うと、糖尿病の疑いがありますよと告げると、3分の1の患者はすぐ反応して行動をとります。3分の1の患者は五分五分で戸惑っている。残りの3分の1はあまり反応がない。

この割合は、治療に入ってからも同様です。つまり3分の1は治療に熱心に取り組む。3分の1は熱心さに欠けるけれども治療にはまあまあ応じる。ところが残りの3分の1は治療を受けようとしません。

ですから医師は、糖尿病の特質、合併症の恐ろしさなどを事実に即して説明して、適切な治療を受けることによって、病気の進行を止めることができるのです。

したがって、医師と患者には対話をする時間が必要ですし、報酬も必要です》。

◈実践の人・O教授

O教授は、人間的にも誠実で目的にむかって着実に実行する人だった。

外科医として、救急医療に力を注いできた医師だった。経歴を記しておく。

1922年　東京・浅草区生まれ
1945年4月　医学部在学のまま海軍軍医、呉海軍病院勤務
　8月　原爆投下の翌日から救急隊隊員として救急治療に
　9月　医学部卒業
　10月　母校第二外科入局
1950年　医科大学、救急外科助教授
1955年　同教授
1980年　糖尿病合併症「網膜症」発見される

１９８７年　定年退職
１９８９年　健康相談室を開く

◈実践の人・面目躍如

大学を定年退職の2年後の１９８９年、患者と対話を実践すべく、都内のマンションの一室を借りて、「健康相談室」を開く。だが保健所の名目の要望により名称は「医院」である。院長はＯ教授（この頃は、名誉教授）、秘書兼事務員の女性1名でスタートした。

相談の費用は、健康保険を適用する気がなかったから、というより現行の保険制度を批判していたので、いわゆる自由診療なみである。

相談者は、帰るときに３０００円、５０００円、８０００円、1万円のなかから、随意の金額を箱に入れていく方法だった。

相談は1時間を目処とした。大多数の人が３０００円を入れて帰った。家賃、光熱費、通信費、秘書の給料を払うと毎月赤字だったという。

◈相談できる家庭医を

糖尿病には自覚症状がない。そのため「サイレントキラー」といわれる。「静かな殺し屋」である。

Ｏ教授が視力の著しい低下に気付いて、眼科医の診察を受けたのは１９８０年、眼科医からすすめられて、糖尿病専門医の診察を受けて「糖尿病」と診断される。すでにこの頃は、糖尿病におかされていたのだが、医師である本人も気付かずにいたことになる。

糖尿病の合併症は、三大合併症といわれる神経障害、網膜症、糖尿病性腎症である。個人差はあるが合併症が出てくるのは、神経障害はおよそ3年から5年目ごろ、網膜症は6、7年目ごろ、腎症は7年から15年といわれる。

断定はできないがO教授は、1955年前後には高血糖値になっていたのではないかと推測される。その年、教授に昇進する。ときに33歳、いわば脂ののった壮年期である。ご自身の健康を過信して、健診をうけなかったのだろうか。健診を受けていれば、血糖値が高いことを指摘されたであろう。

O教授は自戒のことばとして、「火事になったら消火から後始末が大変。防火（予防）、初期消火（早期治療）が肝要。そのためには、対話のできる家庭医が必要」と力説した。

◈人工透析患者27万人という異常

先に人工透析患者が、毎年1万人ほど増えていることを報告した。そして2007年の末で27万5000人に達したことも述べた。間もなく2008年末現在の集計も出るだろうが、たぶん28万人を超えているにちがいない。

日本の人口が1億3000万として計算すると、約450人に1人が透析患者となる。空おそろしいことである。

国の経済破綻のおそれが第一に考えられるし、かといって患者個人が到底負担できるような金額ではない。いったいどうなるだろう。

透析患者の主流は、慢性腎不全患者だったが、ここ数年来、糖尿病患者の方が上位になっているのだ。しかも若年者が増えている。

◆毎年、寿命が延びているというけれど

だが寿命と健康寿命はちがう。たとえば現在すでに10年間、透析を受けている75歳の男性がいるとするなら、1日おきにベッドの上で管につながれているのだから、これまでの実年齢からマイナス10年、正味65歳が健康寿命となる。

となれば、健康寿命を長くするにはどうしたらよいか、信頼できる医療者とともに真剣に考えよう。

五、救急医療を直視する

◆119番・救急車・患者死亡まで

2008年2月14日午後。

東京・小平市に住むA夫さん（67）が帰宅すると、妻のB子さん（61）がベッドわきに倒れていた。驚いたA夫さんは、すぐに119番をして救急車を依頼した。
◎17時35分。119番通報
東京消防庁は、ただちに救急車に指令。
◎17時45分、救急車現場到着。
東京消防庁管内の救急車が、出動の指令を受けて現場に到着するのは、平均して約8分というから、夕方のラッシュに入ろうとするこの時間に、10分というのは、傍観者の立場からいえば、許容時間だろう。

A夫さんは救急隊員に、「妻は今日、公立昭和病院の循環器科で、診察を受けた」ことを説明した。

公立昭和病院は市内にあり、数少ない救命救急病院の一つだ。そこで今日も診察を受けたばかり、というなら迷うことはない、と考えた救急隊員は、即座に同病院に連絡した。当然、受け入れてくれるものだと信じ込んでいたのである。だが公立昭和病院は満床を理由に、受け入れを拒否した。

搬送者はすでに、救急車内に収容していた。

仕方なく救急隊員は、周辺地域の救急病院に、患者の搬送について打診した。すなわち小平市はもとより、立川市、三鷹市、練馬区など15の病院に問い合わせた。

A夫さんはこの間、結婚している娘や親しい友人に携帯で窮状を説明した。

その間も、救急隊員は、病院探しに追われていた。

娘からは、何度も「お母さん、どうした」と電話があり、やがて「まだ家にいるの。なにしてるの」と悲鳴に変わった。
◎19時25分、救急車が到着してから、1時間45分経った午後7時25分ごろ、ようやく15キロ離れた昭島市の病院が受け入れることになり、救急車が発進した。
◎20時00分ごろ。搬送の途中、容態が悪化、心肺停止状態になったため、立川市の国立病院機構災害センターに運んだ。
◎21時ごろ、「急性虚血性心疾患」で死亡確認。
以上、朝日、毎日、東京各紙を参考にしてまとめた。

◈救急医療を検証する

いったいどうなっているのか。

亡くなった女性は今年1月、かかりつけの病院で、「心臓に異常があるようだ」として、1月29日から5日間、公立昭和病院に検査入院。「異常は確認できなかった」として一旦退院後、2月14日は午前、通院で診療を受けて帰宅した後、倒れた。

夫は「午前中に診療を受けたのに、なぜ受け入れなかったのか」と怒りをあらわにしたという。

公立昭和病院は、小平市を含む8市（小金井市、小平市、東村山市、東久留米市。清瀬市、東大和市、武蔵村山市、西東京市）が設立した546床の病院で、「救命救急センター」である。いわば地域の中核病院だ。

B子さんの場合、町の病院で診療を受け、そのあと紹介状を持ち公立昭和病院で診療を受けている。つまり医療システムに忠実に従っている。
これでは完全に、医療崩壊と言わねばならない。

◈20年前の「勇気ある学生のたらい回し」死

1985（昭和60）年12月30日深夜、東京都大田区のスーパーに押し入った強盗犯人を追跡して刺された滝口邦彦さん（20歳）は、119番通報を受け5分後に現場に到着した救急車に収容されたものの、すぐ近くにある大学付属病院を含む五つの救急病院に診療を拒否され、診療を承諾した6番目の救急病院に着いたときは、救急車に収容されてからすでに34分、119番通報からは40分もたっていた。そうして間もなく、滝口さんは出血多量で死亡した。

マスコミがこぞって「勇気ある学生の死」とか「勇気ある追跡」と報じた滝口さんの死は、救急医療態勢の不備によるものであり、その意味において滝口さんの死は、強盗犯人の凶刃と救急医療態勢の不備によるもの、といえる。

急病になったときや事故にあって怪我をしたとき、1秒でも早く救急車に収容して医療機関へ運び、適切な治療をするのが救急医療態勢である。

首都東京の、しかも救命救急センターという、最高の救急医療をおこなう病院として指定を受けている大学病院の、目と鼻の先の事故にもかかわらず、40分もの間たらい回しにされたあげくの滝口さんの死は、日本の救命救急医療態勢のお粗末さを、広く国民の間に露呈したのだが、類似のケースは以前からいくつもあり、今後改善される保証も見通しもない。

この時も、マスコミ、世論がたらい回しを批判した。刻々と流れる経過と救急隊員の苦闘が続く。

12月30日

01：31　119番通報受診

01：32　蒲田消防署救急隊出動

01：36　現場到着。応急措置をとり、東京消防庁の災害救急センター（後述）に「患者は腹部を刺されて出血多量」と報告。災害救急センターの当直主任は、〝手術が必要〟と判断、部下に「救命救急センター指定している地元の医療機関に収容依頼の電話を」と指示する。

01：40　地元の大田区大森西にある、救命救急センター指定の東邦大学医学部付属大森病院に「腹部を刺され出血多量の患者」として収容を依頼したが、「現在手術中のため収容不可」として拒否される。（病院側は「重症とは聞いていない」としているが、消防庁の知人は「容態を説明した交信記録もある。しかし、今後もお願いする立場にあるので、事を荒立てたくない」と）。

01：45　新宿区にある救急指定の東京女子医科大学病院に依頼したが、「重症患者に追われている」として拒否される（滝口さんに人工呼吸を始める）。

01：46　品川区にある救急指定の昭和大学病院が、「専門外の医師が当直」と拒否。

01：49　品川区にある救急指定の第一北品川病院が「ベッド満床」と拒否（滝口さんの

容態悪化）。

01：52　品川区にある救急指定の北品川総合病院が、「専門外の医師が当直」と拒否。（滝口さんの容態さらに悪化。救急隊長から「一刻を争う。東邦大大森病院に乗り付ける」と報告）

01：57　品川区にある救急指定の第三北品川病院から「収容可能」の回答あり（東邦大大森病院へ向かっていた救急車、急きょ行き先を変更）。

02：10　第三北品川病院に到着、病院に引き継ぐ。滝口さんは呼吸、脈拍ともに止まり、心臓も停止していた。直ちに心臓マッサージ、呼吸蘇生、輸液などの処置をはじめる。

02：40　死亡を確認。死因は出血多量。

当時の東京消防庁管内の調査によると、滝口さんが亡くなった12月に、ほかにも20件のたらい回しがあったという。

救急医療における重症患者のたらい回しは、日常的に行われていることで、滝口さんのケースは、「犯人を追跡して刺された」から社会問題になった、と断言してもよいだろう。

◈東京都の保健医療計画

《東京都は二〇〇〇（平成12年）年、「東京発医療改革」なるものを掲げ、「365日24時間の安心の医療」の提供と実現に向けた取組を展開してきました》。（平成20年3月改定『東京都保健医療計画』）と高らかにうたいあげている。

具体的には、東京都を13の保健医療圏にわけて、病院のベッド数を規制している。

小平市は隣接の東久留米市、西東京市、東村山市、清瀬市と共に、「北多摩北部保健医療圏」としている。この圏内に、病院43施設、病院病棟数９９０６で、人口10万人当たりの病床数１３９２・３床で、東京都全域を上回っている。

このように数的には恵まれた病院圏で、救急患者を救えなかった事実は、もはや３６５日24時間の安心の医療」は、絵にかいた餅でしかない。

実態を無視した、医療圏構想であることは確かであり、無意味であろう。この状態は全国的なものであろう。

それも20年以上も前から一向に改善されていない。

私たち市民はこの事実を直視して行動しなければならないことを、肝に銘じておく必要がある。

第二章

患者のためだけを考えた医療

川上立太郎

1 自己紹介

私がなぜこのような特殊な考えを持ったかを理解していただくために、自己紹介を述べます。

私は小学3年生の時に、将来何をやって食べていくかを考えました。父は音楽学校でバイオリンの教授をしていましたが、私は音痴で父からも見放されました。弟も後に彫刻家になりましたが、私には美的観念が無いのです。父は特別厳しく、しかも一度言ったら曲げない性格でした。小学を終えたら、自力で進学するんでなければ丁稚（でっち）に行けと言われ、私は子供心に真に受けて悩んだわけです。実は特別虚弱で丁稚どころではなかったのです。

私はまる2歳の時に疫痢に罹って死にかけたのです。助かったら疫痢ではないと言われた時代でしたが、医者だった祖父が三日三晩付き切りで助けてくれました。その後半年間重湯（おもゆ）以外は受け付けなくなり、少し進めると高熱を出し、いわゆる消化不良症を起こしたからです。重湯では、毎日欠かせない蛋白質が全く足りません。身体発育が止まってしまい、親戚中で一番小柄で、顔も頭も小さくて、どこのデパートにも私に合う帽子が無いので特注です。祖父からは小学校までもたないだろうと言われ、東大受診でも同じことを言われ、いわゆる死を告知されていたわけです。それを聞いた私は、どうせ死ぬなら徹底的にやってやろうと決意したわけです。4歳の時に母の結核が感染、頸のリンパ腺が腫れましたが、名医と言われた祖父も怖くて手術が出来ず、長引きました。当然知恵の発育も遅れ、低能児と言われて育ちました。読書も2回読まないと頭にはいらなかったのです。当然のことながら、職業選びには悩みました。

（1）小学3年で医者を志す

僕は将来何で食べていったらいいんだろうか。さんざん悩んだあげく、最後に残ったのが医者だったのです。内科医だったら力は要らず手が震えても大丈夫。学者になるのでなければ、記憶力は二の次、医学書も時間をかければこなせるだろう。患者さんの悩みをよく聞いて、その解消のために奉仕すればいいだろう。言い換えれば、「患者のためだけを考えた医療」です。僕にはこれしかないと考えたのです。

明治45年一月生まれで早生まれですが、入学を1年見送られて助かりました。小学・中学の11年をフランス人の経営する暁星で学びました。特殊な教育で、毎週1回講義の前に10分間の試験があり、「即題」と呼んでいました。私は毎晩遅くまで勉強したものです。2週間に1度校長が教室を廻って各自の成績を発表するのですが、私はいつも上位でした。暁星の特徴は学歴重視ではないということです。たまたま先生が高校入学準備の講義中だと、「ここは予備校ではない」と言って怒られるのです。生徒は嬉しくなってつい遊んでしまったのでしょう、4年で合格するのは勿論のこと、過半数は浪人したものです。特に医者を志す者には不利で、仏語で受験出来る理科系の高校が無く、英語に弱い暁星からは医者はあまり出ません。私も予備校に通い、一浪で府立高校に入り、東大を卒業したのは昭和13年ですから遅蒔きです。

在学中は一度公衆衛生の講義に興味を持ちましたが、文献を読むのに時間が掛かったのでは商売にならないと気づいて諦めました。臨床の講義も、当時は理論だけで実地はゼロでした。処方箋の書き方も知らず、皮下注射も出来ない医者では教授の下で丁稚奉公するしかないのです。

最終学年の4年の夏休みに、病院実習が義務付けられていましたが、私は芝白金の伝染病研究所(伝研)の付属病院を選びました。田園調布の自宅から東大は1時間掛かかりますが、ここなら30分だったからです。ここで、本郷とは違うヒューマニズムの医療を体験しました。その時卒後の方針が決まったわけです。

(2) 伝染病研究所付属病院の徒弟時代

当時の国立大学医学部の給与の状態を思い起こすと、教授・助教授・講師の下に、有給助手数名と無給助手多数がいました。助手の大部分は博士号を取るのが目的で、夜遅くまで働いたものです。この無給期間が、東大の内科では6年以上でしたが、伝研ならその半分と聞いて選んだわけです。院長は宮川米次教授で大変な傑物でした。当時の首相近衛文麿氏がお忍びで院長室に来られ、次に厚生大臣を誰にするか等を相談しておられました。当時中国大陸の数カ所に同仁会と呼ぶ病院があり、その会長を近衛さんにお願いし、宮川先生は副会長の名で実際の運営をしていました。伝研の医局からは多数の医師や看護婦が派遣されます。私にも行けば召集されずに済むからと勧められましたが、断って留守を守りました。当直は毎週1回廻って来ますが、その晩は一睡もせず、あいた時間は博士論文のための動物実験に当て、更にもう1日重い患者を守るために徹夜をしました。毎日一一時までは夕食抜きで仕事をし、終電車で帰宅して両親の食べ残しを摘まみながら持参した文献をみながら三時前には寝たことがありません。睡眠時間は一日平均3時間です。昭和16年六月、ついに赤紙（召集令状）が来て、東部高射砲師団に招集された。この時の印象は、このまま無理を続けていたら何時倒れても不思議はないが、これで死なずに済むだろうと思ったことです。

（3）軍医生活で第一線医療を学んだ

東部高射砲師団は関東一円の空の守りで、私は埼玉県一帯に広がる第一連隊に配属されました。実は私にとってこの軍医生活が一生で一番勉強になったのです。野戦部隊なので民間の医療は禁止されています。医務室にはろくな設備も無いので無手勝（むてかつ）流です。例えば腹痛の例では、虫垂炎でないと思ったら、熱湯の入ったやかんをお腹に乗せます。数分たつと、患者は「あー、治った」と叫びます。そのまま治れば胃痙攣です。かぜ関係で有熱者は練兵休にすると、上官にも気兼ねせずに休めるのは一兵卒には天国です。往診先で泣いている兵を見ることがあります。母親からの手紙です。見せてもらうと、「お前は気弱で心配だ。どうか生きて帰ってくれ」と書いてある。そして「毎朝お百度を」とあります。病気には原因があり、取り除けば急速に回復するものですが、心理的原因は時間がかかります。私は外科は苦手でしたが、ベテランの年配衛生下士官の指導の下に指のひょうそうを切開したり、耳鼻科や眼科の病気もかなりこなし、虫歯の治療は軍医学校に通って腕を磨きました。

何よりの収穫は、伝染病の実態でした。これこそ私の専門分野なのに、開業医が紹介してきた典型例だけだったのです。当時は赤痢が大流行で、粘血便が頻発すれば素人でも分かり、患者はトラックで陸軍屑院に運びますが、翌日から数日は続発するので毎朝一番に往診して検診すると、下痢とは言えない軟便程度の有菌者がいるのです。私は執念で、感染源と伝搬を追求したものですが、幸い全ての例でそれが証明され、その記録を軍医長に報告したら、まる2年目に師団司令部から呼ばれて軍医部付きに栄転し、以後隷下部隊の指導にあたりました。結核も続発し、多くは喀血で発見され、間もなく死亡していました。レントゲン検診などは手が出なかった時代で、私は痰の塗抹検査で有菌者を見つけましたが多くは手遅れでした。司令部に行ってからは、各部隊から衛生兵を2名ずつ集めて促成教育をし、部隊全員のスクリーニングを経験しました。これらの体験が、それ以後の私の信条「患者のためだけを考えた医療」を一生涯可能にしてくれています。

2 自然治癒力を見直そう

（1）はじめに

この頃は何を買っても仕様書が付いていて、良く読まないと使えなかったり、早く傷めたりします。人間の体も同じことで、体はどのように創られているか、どのように使ったら良いかを知らないと不利です。人体の構造は、研究が進めば進むほどつくづくうまくできているのに驚きます。

その第一が恒常性です。人体は相当な環境の変化の元でも平衡を保っています。このことをハーバード大学のキャノン教授が研究し、一九三二年にホメオステーシスと名づけて発表しました。キャノンは尿細管威厳の細胞と下等動物の細胞を比較研究して、個々の細胞は全く同じであることを証明しました。単細胞動物のアメーバーも、餌になるものを攻撃し、敵からは逃げたり隠れたりします。脳も無いのに敵を騙す能力さえ持っての は真に驚異だと言っています。

（2）ホメオステーシスの実例

1 人間の体温は、零下の寒冷地でも体温以上の猛暑でも平熱を保っている。

2 体液の酸性度は、酸性の物ばかり食べてもアルカリ生の物ばかり食べても全く変わらず、弱アルカリ性（pH：7・4）を保っている。

3 血糖は、1週間何も食べなくても50㎎／dℓ以下にはならない。これ以下になったら低血糖と言って冷や汗をかいて意識を失い倒れてしまう。逆に大食競争をしても180㎎／dℓ以上にはならない。これを耐糖能と呼んでいる。但し条件があって、ある程度動いていないとホメオステーシスは怠けてしまう。安静実験を行うと、たった3週間で耐糖能が低下することが証明されている。所詮人間は動く生物なのである

（3）自然治癒力とは

寿命は生まれた時から決まっていて、寿命がくると100％死ぬように出来ている。その代わり寿命のある間は、どんな病気になってもどんなに酷い怪我をしても、治ろう治ろうとする大変な力を発揮する。癌ですらである。この力を自然治癒力と呼んでいる。自然治癒力が無くなったら、世界中の医者が逆立ちしても絶対に治せない。従って病気を治すのは自然治癒力であって、医者はこれを助ける脇役に過ぎない。

①原因蛆法：病気には原因や誘因がある。それを見つけて取り除くと急速に回復する。

②病気の症状の多くは防衛反応か治癒反応である。従って対症療法は必要悪である。

③真の治療：自然治癒力を促すことである。治療の第一責任者は本人である。医師は脇役にすぎない。

④治療の要諦：一に養生、二に看護、三に薬で四に手術

かぜの病原分類

ウイルス	ミキソウイルス群 インフルエンザウイルス　A_0 A_1 A_2 B、C パラインフルエンザウイルス　1. 2. 3. 4 型
	アデノウイルス群　1～32 型（31 型は癌ウイルス）
	ピコルナウイルス群 エンテロウイルス コクサッキーウイルス　A. 1～24 型　B. 1～6 型 エコウイルス　1～31 型（10 型を除く） ポリオウイルス　1～3 型 ライノウイルス　1～114 型 コリザウイルス　1～30 型
	レオウイルス群　1～3 型
マイコプラズマ	マイコプラズマ、ニューモニエ（PPLO 群の一種）

（4）自然治癒力の実例――かぜ関係

病気で一番多いのはかぜ関係で、次が急性胃腸炎である。

かぜ症候群：かぜは一種類の独立した病気ではなく、多種類の総合なので症候群と呼ぶ。毎日カレンダーにチェックしてもらった米国での調査では、1年に一人平均10回病気をし、その内6、7回はかぜ関係であった。

a　かぜの種類：約10種類で、それぞれに型がある。例えば鼻かぜには2種類あり、ライノウイルスは114種の型があり、コリザウイルスには30の型がある（表参照）

b　ウイルス無きところにかぜ無し：英国のソールズベリー研究所で人体実験で証明されている。寒さは引き金である。

c　かぜを治す薬は無い：風邪薬は対症療法にすぎない。抗生物質は無効である。

d　かぜの治療：かぜの症状の多くは治癒反応である。例えばくしゃみや咳は気道内の埃や微生物を排出するためであり、鼻水は乾燥した気道を湿らすためである。

e　感染即発病ではない：ウイルスが気道の粘膜に常駐していても無症状である。たまたま寒さやストレスが引き金となって発病する。

f　重いかぜは高熱でウイルスを退治している。薬で熱を下げてはいけない。

g　かぜの養生法：温かくして早く寝る。有熱時は休業が原則。

h　体の中から温まる飲食物が最高：卵酒・熱燗・梅干し湯・生姜湯・鍋焼きうどん等。

i　くしゃみ・鼻水・鼻づまりには顔の温湿布。咽頭痛にはお茶でうがい。

j　咳には2％の重曹水の吸入が理想であるが、吸入器が無い場合はガーゼのマスクが有効。特に睡眠中がお勧めである。痰が切れにくくて苦しい咳には、胸や背中の温湿布が有効。

k　合併症では急性副鼻腔炎が多い：額から鼻の両側に掛けての温湿布が劇的に効く。

l　薬で熱を下げて無理をすると肺炎になる。

3　インフルエンザは別格である

（1）「神から命じられた休養」

インフルエンザは、かぜ症候群の中で一番重いだけでなく、いろいろな点で全く別格である。

1 感染即発病：免疫が無ければ100％発病する。このような病気は他に無い。例えばペストが欧州に大流行して、全滅した村が続出したが、8年で終結した。

2 潜伏期がたった1、2日なので、2、3日の内に家族全員が罹患し、誰かが無理をして犠牲者が出る。スペインかぜの時には、両親が続けて死亡し、孤児が多発した。

3 ABCの3型があり、A型は約10年に1度新型が出る。新型が出ると世界中に大旅行が起こる。これをパンデミックと呼ぶ。潜伏期が短いのと強い感染力で一気に広がる。我々は、two weeks up three weeks down と言って、2週間で爆発的に増え、その後下火になって1ヵ月で終息し、大都会の約半数が寝込むことになる。これは大混乱で病院の待合室は立ったまま1日待っても終わらないでしょう。まず医者や看護師が真先に罹って手不足です。治療については後述しますが、自然治癒力を信じて寝ていれば必ず治る病気なのです。

4 米国インフルエンザ学会の長年の調査：薬で熱を下げると長引くことを証明した。インフルエンザは重い病気なので高熱を数日出すことでウイルスを退治している。その証拠に血中にインターフェロンという化学物質を分泌している。これはC型肝炎のウイルスすら退治する力がある。更に免疫力も日増しに作られている（図1参照）。これらの働きが解熱剤で直ちに止まってしま

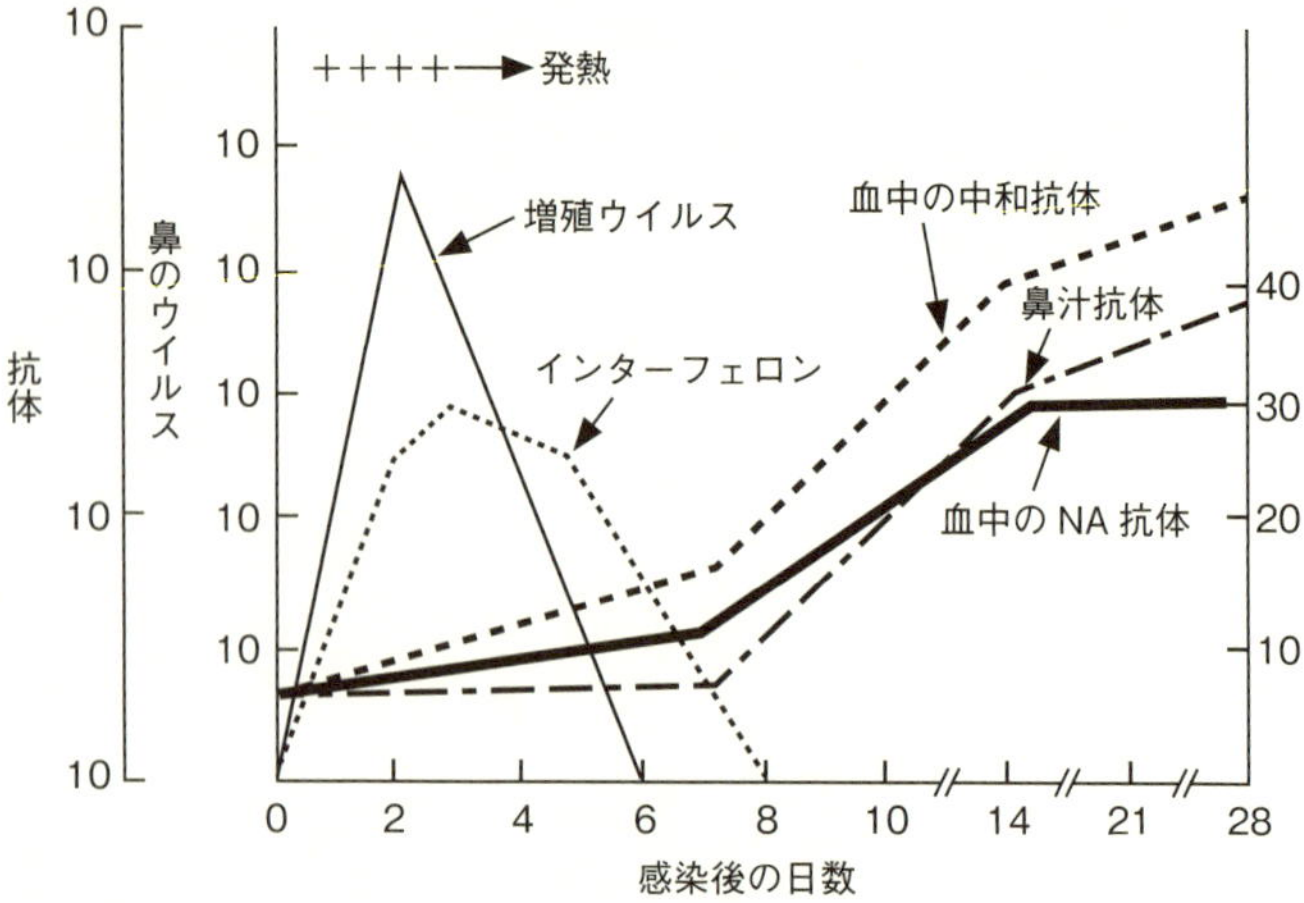

図１　インフルエンザウイルス感染の経過と免疫応答

うのだから、解熱剤は自殺行為である。

5　理想の治療は：出先で発病し、高熱と全身倦怠感で帰宅すると急いで寝るでしょう。食事に呼ばれても、食べたくないから寝かしておいてくれと言ってこんこんと寝続けるでしょう。翌日も一日中うとうとして、ボケたんだろうかと心配する人もいます。

6　米国の学者の話：食欲が無いから死なずに済む。もしあったら、男は仕事に出たくなるし、女は食事の用意をしたくなる。もし頭が冴えていたら仕事が気になってパソコンをいじり出したりする。それでは治癒力は働かず、長引いたり肺炎で死亡する。

7　インフルエンザは「神から命じられた休養」と捕らえ、自他ともに従うべきである。

（2）予防接種が大事

インフルエンザ・ワクチンの接種に賛否両論があるのはなぜか。

1 インフルェンザの診断は、臨床症状や臨床検査では不確実である：同じような症状を呈するかぜは沢山ある。パラインフルエンザ・RSウイルス、アデノウイルス、コクサッキーウイルス、マイコプラズマ等である。

2 確定診断：咽頭からの病原ウイルスの分離であるが時間がかかる。近年は敏速診断が可能になり、実用化している。

3 都内の某小学校の調査で、インフルエンザと診断された学童の咽頭塗抹検査の大部分がアデノウイルスであった。

4 国際的ウイルス学者根路銘博士（元国立感染症研究所室長）の調査：最近5年間に日本で発表されたインフルエンザワクチンにかんする論文は500前後あるが、科学的根拠のあるものは5例に過ぎない。従って大部分はあてにならない。

5 血液の抗体を検査することで有効度は判定出来る。

6 効果の目標を8割にしている：10割では副作用が多くなる。集団の8割に免疫があると患者は出ない。

4 食中毒

（1）急性胃腸炎は食中毒と思え

かぜに続いて多い病気は急性胃腸炎です。特に日本は、以前から「胃腸病国日本」の名で通っていました。又先進国の中では、消化器伝染病が際立って多い国です。

戦前から戦後に掛けて、赤痢や腸チフス等いわゆる法定伝染病は猖獗を極めていました。私が昭和10年頃に聞いた講義の中で、ドイツでは患者がいなくなって学生の講義に苦労していると言う話を聞き、日本がいかに遅れているかを痛感したものです。

戦後は一時期赤痢が大流行しましたが、患者の隔離を徹底して間もなく下火になりました。ところがそれに代わるように食中毒が台頭して来たのです。

1　食中毒の変遷

私が医学生の頃は、蛋白質の腐敗で出来たプトマインが原因だと決め込んでいたので、臭いがしなければ良いだろうと言う時代でした。それが昭和11年、浜名湖の中学校の運動会で一挙に2千数百人の中毒患者が出ました。当時食中毒の研究は薬学部の担当だったのですが原因が分からない。或いは細菌かもと言うことで伝研（今の医科研）から細菌学者が駆けつけ、サルモネラ菌が検出されました。共通の食品は大福でしたが、餡子は前日大量作って納屋に一晩保管し、翌日製品にして配った。多分鼠が餡を食べてお土産に大小便を置いていったのでしょう。それ依頼食中毒は細菌学者の対象となったのです。

2　文明抵抗性の強い病気と弱い病気

戦後数年たってから、腸管系伝染病が急速に減りだしたのは文明の進歩のためと言われ、上下水道の普及特に電気冷蔵庫の普及が貢献している。そこで腸管系伝染病を文明抵抗性の弱い病気と呼び、反対に、食中毒は増える傾向にあるので、文明抵抗性の強い病気なのです。

3　厚生省の発表は氷山の一角

届け出のあった食中毒患者の、一件当たりの数を調査すると、昭和29年が10・6に対して、昭和40年は24・1、昭和50年には25・4、昭和60年は37・5と増加しています。これは集団発生でないと届け出が無い証拠です。単発では診断が付き難いことは確かですが、届け出ると保健所からの立ち入り検査などが煩わしく、隠蔽する例が多いものと思われます。その点、欧米では逆で、積極的に届けています。例えばドイツでは数年前に、サルモネラ食中毒たけで30万人と出ていました。その大部分が鶏卵を使用した製品と言うことでした。サルモネラ菌は、動物の腸管内の常在菌なので、鶏卵が直腸を通って排卵する時に入ってしまうからです。

4　食中毒の元凶は細菌

食中毒は原因によって、細菌性と化学性と自然毒に分けられています。化学物質としてはエタノール・鉛・水銀・ヒ素等があるがわずか数件で、自然毒には毒キノコとフグで、それぞれ数十件に過ぎません。原因の判明した食中毒患者の98％は細菌性です。

（2）私が体験した食中毒

戦前は、前述した昭和11年の浜名湖事件以外あまり記憶にありません。戦後は、私自身の罹患も含めて、幾つかご紹介します。

1　某本社事務所の黄色ブドー球菌食中毒

本社の医務室に、男性社員が、激しい腹痛嘔吐で転げこんで来た。何を食べたか聞いたらデパートからの出前で、今日は50人が食べたと。私は直ちに社内放送で食中毒発生と、少しでも異常を感じたら医務室へと流した。案の定後から後から計12名が来室し、6時には全員軽快して帰宅した。デパートのコック長を呼んだら、最近厚生省から表彰されたばかりだと啖呵をきっている。手に傷痕が見えたので聞いたら、2、3日前にちょっとと言う。その日の弁当は鱈の親子あえで、前日鱈子を煮て手でほぐし、今朝から混ぜ合わせた。読者もお察しのように、犯人はこの傷痕でした。後日談ですが、その食堂は閉鎖されました。

2　ゴルフクラブ創立記念コンペで黄色ブドー球菌食中毒

午後4時頃、コースから駆け戻って吐いている客が続出した。多くは社長級で、それぞれ持病を心配してフロントは混乱状態となったが、これが黄色ブドー球菌食中毒の集団発生だった。原因は、コースの途中の待合室で出た握り飯だった。村の農家の主婦が早朝から作った握り飯である。

3　某大学寮生の、黄色ブドー球菌食中毒集団発生

寮生が管理人に、翌朝早く運動に行くから、今晩中に握り飯をと言われたが、いくら早くとも間に合わすからと言っても聞き入れない。止むを得ず作ったら案の定16人中13人が発病した。この管理人はベテランの栄養士で、調査に来た保健所員から、あなたのようなベテランがどうしてと訝り、手に指輪をしていたのを抜いたら赤かった。培養で無数の黄色ブドー球菌が証明された。

4　某婦人会・海鮮料理会食会で、腸炎ビブリオ食中毒集団発生

神奈川県の評判の店で会食の翌日、腸炎ビブリオ食中毒が多発したが、自分一人と思ったか、半年後の会食の席で、私も私もと半数以上が懸かっていた。

5　沖縄料理で腸炎ビブリオ

私が台湾の厚生大臣の諮問に応じて出張した帰路、沖縄の営業所指導を兼ねたが、連休中だったので飛行機は満席で、夕着いて翌朝発となり、営業課長から御馳走になった沖縄料理で帰宅後発病した。沖縄料理は中国系で、全部火が通っているはずであるが、たまたま海草の酢の物が生だった。翌日の夕刻、突然滝のような下痢で、一晩雪隠通いだった。

6　茶道部合宿で腸炎ビブリオ

栄養短大の茶道部の部長だった私が、山中湖畔の合宿で出た刺し身で腸炎ビブリオ。

7　某短大での栄養学科2年生から、急性腸炎が続発共通の要素は、調理実習の2日後と言うことだけである。鶏肉の活用がテーマだった。カンピロバクターに違いないと届けたら、保健所長から激賞された。

8　70歳の舞踊と琴の師匠からの電話：夜半にトイレに急いだら開けた積もりの扉に激突して後ろ向きに転んでギックリ腰と。都内のマンションで一人暮らしである。

私は、日本医大の元理学部診療科石田肇教授の説を紹介した。「医者に行ったら必ず悪くなる。動かしてはいけないから痛むので、来られたら医者は義理にでも動かす。X線技師も無理な姿勢を強いる。一番痛くない姿勢で寝ていること。一週間食べなくても死ぬことはない。ところが5日目、炊事も可能に成ったら今度は突然の下痢で電話。御歳暮の始末に追われていた最中なので紛れもなくノロウイルスだ。私は、神が腸洗浄をしているのだから止めては駄目だ。ヨーグルトに蜂蜜を入れて1日数回飲むことを勧めたら1日で治った。

9　某医大の検査技師から通勤途上のJRの中で突然嘔吐。手提げ袋に吐いて次の駅で下車。プラットホームの椅子から携帯電話。駅のトイレに腰掛けて気が済むまで粘りなさい。これは半日で治まり、午後の勤務は果して帰宅した。

5　患者のためだけを考えた医療——真の医療とは

（1）オカンツィーク『医学の倫理』の影響

昭和15年当時、私は一冊の本に出会いました。この本に出会って、真の医療のあり方について啓蒙され、とびあがるほど喜んだものです。その一端をご紹介します。

著者オカンツィークはパリー医科大学教授で、新スコラ哲学派の晩将マリタン教授の指導のもとに研究会を重ね、編纂されたものです。

1 「医療行為は単身会合である。疾病の治癒を共通目的として、直接人間から人間への一騎打ち的行為で、他に比較できない真剣な単身会合を行うことである」とするなら、真剣に行われた医療行為を、書類上で事後に監査査定するなどは、医療の本質に反する暴挙となります。

2 「医師の自由選択の根拠は信頼である。この信頼は医者の学識より、医術を所有している人間に対する信頼である。患者は学識の優劣を判定できないから、盲目的信頼ということになる。これが医師に大責任を課することになる」

3 「この信頼はまた、医師の保証付きの秘密厳守によって結ばれている」

医師は、その医療の目的以外他のいかなることをも顧慮することなく、なかんずく、報酬を勘定に入れることなく、患者からの自由選択に対して、医師は、自己の自由献身をもって応ずる。これこそ自由職業の典型であり、医業の名誉である」

4 「患者の立場においては、自分の発意で開始された医療を完了するためには、最後の義務（謝礼）によって、この努力に酬いる必要がある。金額はともかく敬意を表すことが必要である」

5「医業は犠牲を伴うものであり、自分の利益よりも相手の利益を優先する唯一の職業である」

6「治療の第一責任者は患者本人である」

7「治療の要諦は一に養生、二に看護、三に薬で、四に手術である」

8「疾病保険は、病人の数を減少せしめなかったどころか、かえってこれが発生と病気の持続期間を増している」。これは無料の保険診療のグループと、自費診療のグループとを比較した結果であって、この矛盾の理由として「疾病保険は責任観念を個人から破壊した。これは医学をまったく不道徳なものにする。これは医学行為を倍加する」

以上から私は、日本の医療保険制度に関心を抱くようになりましたが、終戦後から勤労者と家族は全員が保険診療となり、医師は経営難に苦しみ、保険医の自殺者が続いた。

その後、わが国の医療の現状は、この書の予言とおりに推移しているのに驚くばかりです。医の倫理を目指した抜本改正を望んでやみません。

私は1946年（昭和21）、10月に富士通株式会社に入社しました。本社工場は、川崎市中原にあり、2500名の従業員とその家族の診療と健康管理が使命です。

私は、「日本の医療保険制度には本質的な矛盾があるからかならず歪む。保険の規定に一切疑わない医療をしてよければ」という条件を了解されて入社したのです。裏を返せば、患者のためだけを考えた医療です。この趣旨が壊されないために、明細書は書かずに、患者名と1ヵ月分の点数の合計を列記して請求しました。

神奈川県の保険課の監査では、毎年注意されましたが、統計をとると他の医療機関より3割早く治り、しかも3割安く済んでいるので了解され、1965年（昭和40）に、保険請求のEDP化に成功するまで明細書なしでとおしました。

(2) 日本の医療が営利主義に堕した原因

1　ただに等しい初診料

終戦後、国民の大半が保険医療に変わり、医師はただに等しい診断料では経営が成り立たず、いきおい診療時間を短縮して数をこなし、薬漬けとなった。

薬価の急速な膨張に対して厳しい制限が続き、世界に類をみない注射漬けとなった。乳幼児がかぜの熱で受診すると、かならず3本の注射を打たれた。抗生物質、解熱剤、消炎鎮痛剤の筋肉注射である。その後、大腿筋の硬直が多発し、騒がれて注射漬けは下火となり、次に検査漬けとなった。検査漬けの原因には、もう一つの事情があります。

2　木賃宿より安い入院料

つい数年前まで、1ベッド1770円でした。これでは償却費の半分にもなりません。いきおい差額ベッドが増え、一時期私立大学では大部屋にもおよびました。

1960（昭和35）年代でしたが、中医協の席で総評の代表が、「これでは一般庶民は入院出来ない。入院点数を上げるべき」と提案したら医師会の代表が、「開業医をいじめるのか」と言って席をたったまま、以後1年間出席を拒否したという事実があります。

医師会は開業医の利益擁護団体であることを裏付けた一例です。これは病診連携の破壊です。

3　病院は外来診療で稼ぐことになった

これは病院の使命である入院治療の妨害であり、診療所の経営を脅かすものです。

①診療所にとって病院は商売仇である。つい患者を抱えこみ、もう少し早ければの一言で患者は大病院指向になる。

②診療所は病院に対抗して重装備になった。資本投資の償却が検査漬けの原因である。

③放射線診断での被爆は先進国平均の2倍であり、そのための発がんは米国の4倍、英国の5倍と推定されている。

4　医療の無料化で、医師患者双方にモラルハザードが生じた。

コスト意識がなくなり、濃厚診療にはしり、受益者からの歯止めが効かなくなった。

5　国際医療保険学会の決議

戦後隔年毎にジュネーブで開催され、医療の無料化に反対の決議が下されていた。

日本以外は全部一部負担になった。国営の英国も薬価その他が負担となり、北欧もクローネと呼んで薬価は自己負担し、共産圏のソ連すら薬価は負担している。日本だけが無料にこだわったので濃厚診療に拍車をかけた。

日本カトリック医師会第2回総会で、私が提案し一部負担推進を全員一致で可決した。

1955年（昭和30）秋、鶴見祐介厚生大臣からの諮問に対する私の答申が大変気に入られ、「日本の医療制度はこれで行く」と言われた。その内容は、2割の一部負担にして乱療の歯止めを見込み、技術料とくに診断料を思い切って上げる案であったが、翌1956年（昭和31）3月の国会に提出したら医師会の猛反対にあって骨抜きになった。

（3）日本の現状

1 構造的医原病の実例

特定非営利活動法人の医療ビジランスセンター理事長の浜六郎氏についてはご存じの方が多いと思いますが、季刊誌『薬のチェックは命のチェック』の2号がコレステロールの特集で、コレステロール低下剤使用状況は「悪徳商法」であることを詳述している。

J－LITの調査（5万人の高コレステロール患者に6年間低下剤使用）から、TCが240から280がもっとも長寿であることが証明されたので、翌年動脈硬化学会が基準を220から240に変更したが、その翌年また220に戻した。

低下剤の年間売上が3300億円あったのが半減し、開業医の収入も減少したからということです。これはまさしく構造的医原病の一例であり、氷山の一角と思われます。

私は30年以上前から、コレステロールは栄養学上、タンパク質に次いで重要な栄養源であることを強調し、「コレステロールを憎みすぎではないか」と書いてきましたが、下げることは体調を崩したり急に老けたり、ガン患者や死亡率の増加が証明されたにもかかわらず、これを無視している医療の現状は、国民を不幸にしているとしか思えません（図2参照）。

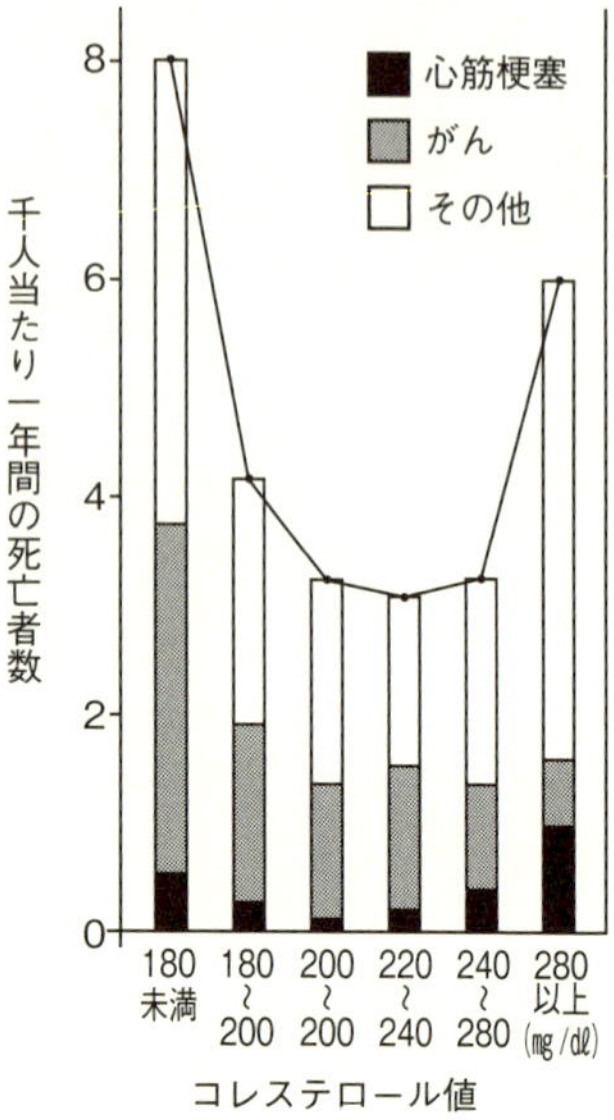

図2　コレステロール値と死亡率

2　紙上監査

医師が真剣に行った医療に対して、請求書の紙上監査は許しがたいことではないでしょうか。しかし現行制度では、支払い側としては絶対不可欠で、膨大な労力をかけている。

自由診療には必要ないが、社会化する以上避けられないにしても、最小限ですむ制度を求めて抜本的改正が必要です。

たとえば、人頭式には不要であるし、ドイツの家庭医制度も羨ましい制度です。医薬分業は当然ですが、専門医禁止と重装備禁止で、国民の満足度は世界一です。

3　保険病名

診療報酬請求のために作文された診断名のことですが、1人の患者に5つも6つも病名がついているのをみると、患者を食い物にして極力儲けさせてもらっているのが見えて、とても人前に出せた代物ではありません。学術的な研究の資料としても、統計上も被害甚大です。

4　現状は営利主義的医療制度

わが国の医療保険制度が当初から、医療の本質に矛盾したことと、人間性に反したことで営利主義となり、過剰診療となり、それが半世紀以上も続いて医師も患者も飼い慣らされてしまった。

医療費の上昇は国家経済を脅かし、支払い側は不当な制限と監査で対抗するという悪循環をくりかえし、ますます悪貨が良貨を駆逐していきます。抜本改正を怠ってきた責任も免れないでしょう。

5　医療保険は掛けすて保険

火災保険と同様で一部の災難を集団で援助する積立です。ボヤは自分達で消し止め、全焼防止は充分に保障されるのが目的です。

6　世界一の乱診乱療

人口あたりの医師数は先進国並みですが、年間患者数は4倍です。これでは問診も疎かになり、原因療法も望めず、いきおい検査漬けで対症療法が一般化し、医原病を増やし、軽症患者に医療費を浪費しています。

7　大病院指向

欧米の家庭医制度のある国々では9割が家庭医受診に対し、日本は4割が病院受診です。

8　病院の職員配置は世界最低

病床数対医師数は米国の6分の1、欧州の3分の1。看護職数は米国の6分の1、欧米の半分です。在院日数が欧米の3倍というのも当然です。職員数がこれほど少なかったら、入院患者やその家族は世界一不幸ではないでしょうか。デーケン神父が開設した「生と死を考える会」の出席者は、故人の入院中の苦労、不安、不満の数々が忘れられず、その悔しさを泣きながら発表しています。

(4) 理想的医療

ヒトの罹る病気の過半数はcommondiseaseであるから、自然治癒力を促して自分で治すようにする。生活習慣病は生活習慣の改善で治す。家庭医はそれを指導することで食べていけるようにする。これで外来患者の医療費は恐らく十分の一以下となり、重い病気は保険で充分に保障できるようにするのが理想です。

1 人間の仕様書

物には仕様書がある。人間の寿命は各自生まれた時から決まっている。寿命のある間は、どんな怪我をしても大病をしても自然治癒力が働いて治ろうとする。医療はこの自然治癒力を促すことであって、いわば脇役です。

2 原因療法

すべての病気に原因と誘因があり、その発症には心理的要因が噛んでいる場合が多い。それを探し出すのが診療の第一歩で、患者と医師の共同作業である。それには問診に充分な時間をかける。

3 対症療法は必要悪である

症状はすべて防衛反応、否治癒反応であるから、原因療法を怠った対症療法は有害である。

4　病気は災難である

最小限の侵襲で診断し治療するのが理想である。そのためには医師の半数以上は、プライマリケアを専攻して家庭医となり、専門医禁止、重装備禁止、医薬分業で成り立つ点数とする。

5　重い病気ほど充分に保障するのが目標であるから、病院の職員数を一挙に2倍以上とし、外来収入に頼らないでも経営可能な点数とする。

人口対病床数はイギリス、アメリカの3倍であるから、さしあたり半減が目標である。

医師の過半数は国民に奉仕することを使命とし、研究に携わる医学者は、医学の発展に資すべきだが、人類への応用に際しては、自然法を侵さないよう配慮する。

6　受診の要領

気楽に診て貰ったり相談に乗って貰える家庭医がいたら安心ですが、現状は必ずしも希望通りにはいっていません。せめて少しでも有利に医療を受けるために受診の要領を述べます。

(1)　問診を充分にしてもらう

千葉大学付属病院総合診療部の生坂政臣部長はご自分の体験から、「95％の患者さんは、15分の問診で病名がわかる」と言っておられます。私も全く同感です。電話だけで済む場合もあります。

問診を充分にしてもらうためには、
①自覚症状を並べてみる
例えば酷い咳で受診する場合は、咳をする時何処か痛いか、痰がからむか或いは出るか、胸痛は、寒気、熱感、頭痛、節々が痛むかなどです。
②症状の経過を思い出しておく
最初はどのような症状で何時始まったか、どのような治療をしたか、どんな薬を飲んだか、今の症状は何時加わったかなどです。
③セルフチェック：自分で点検する
熱を計る、脈を診る、のどが痛ければのどを鏡で見る（のどの赤さや扁桃腺の大きさが普段とどう違うかは、自分でなければ分からない）、鼻汁や痰は色を見る。

腹痛や下痢は舌の色を見る（普段との違い）、大便の色や形状、腹痛は何処が痛いか押してみる。

胸痛や背痛は両側か片側か、呼吸や咳で痛むか、体動で痛むか、圧痛はなど。
④原因や誘因を探し出す
病気には必ず原因やきっかけがあるはずです。それが分かるとほっとします。原因が分からないと不安なものです。場合に依っては癌を心配したり死の恐怖にかられることもあります。自分なりに極力探して申告することで、診断に参考になります。

実は原因や誘因に、精神的ストレスが噛んでいることが非常に多いのです。ここでストレスとは、決して悲しいことや悩みに限ったことではないのです。生活や環境の変化、人間関係、家族の病気などは勿論のこと、結婚とか昇進とか人生の大きな慶事が案外大きなストレスになっていると言われています。

⑤既往歴を申告する

大抵の病気は、原因が取り除かれると急速に回復するものです。

過去の大きな病気やけが、度々罹る病気、以前に似たような症状が会ったかなど。

⑥家族歴を申告する

両親祖父母などに、高血圧、脳卒中、糖尿病など遺伝しやすい病気の有無。

⑦秘密も隠さず伝える

隠されると診断が付かなかったり誤診される可能性があります。医師は守秘義務が刑法で規定されていますし、命を預けている相手なのですから、家族に言えないことも隠さず伝えましょう。

⑧以上の要点をメモして提出する

日本の医療の現場は多忙で有名です。「三時間待って三分診療」ほどでなくても、名医ほど繁盛です。診療中の医者は、目の前に積まれたカルテを見て、高齢者や重症の患者さんを気にしながら、短い時間に適格な診療をと苦慮しているのが現状です。従って、手短かに分かりやすく情報を提供するのが患者側の努力目標です。

（2）診察を充分にしてもらおう

これまで診察（理学検査）の重要性を述べました。理学検査に待つまでもなく、問診だけで診断の付く例は幾らもありますが、それにしても患者さんの苦痛や不安の程度など観察することによって本当の癒しが可能になります。観察も視診と呼んで理学検査に入るわけですから、理学検査は奨励されるべきです。

①衣服の考慮

医師が診察しやすいように衣服を選び、着脱に時間が掛からないように心掛けます。

②脱衣を拒まない

医師の診察を消極的にしないためです。

③診察希望を表現する

「のどはどうでしょうか」とか、「肝臓は腫れてないでしょうか」などです。

④診察結果を聞いてくる

その後の経過観察の参考にし、将来同じような病気になった時に役立ちます。

（3）臨床検査は侵襲の少ないものから

①臨床検査は必要最小限に
病状に依っていちがいには言えませんが、出来れば侵襲の少ないものから受けたいものです。念のためとかついでに受けた検査で、思いがけない事故や障害を被っている例は稀ではないようです。経過に依って、必要があればやむを得ず精査をと言う順序が、本当に自分の体を大切にしている行き方ではないでしょうか。

②検査結果は出来る範囲で貰っておく
これは健康の自己管理の一端として、是非お勧めしたいことです。自分の体の状態に関心を持つためにも、経過を知るためにも、養生の目標を知り成果を知る上でも、非常に大切な情報です。この努力が実れば貴殿にとっては家庭医を持ったことになるでしょう。

7 脳卒中

(1) 脳卒中とは

中国から来た言葉で、急に倒れる病気と言う意味。

激しい頭痛と意識混濁、運動麻痺に言語障害、昏睡状態のまま死亡する例も多く、軽快しても片麻痺や失語症が残る。以前はそのまま寝たきりになり、認知症になった。
①脳卒中の定義：脳の血管障害で、急激に発症する病気の総称である。
②脳卒中の分類：脳虚血、くも膜下出血、脳梗塞、脳塞栓、一過性脳虚血発作。
③脳出血：脳の血管が破れた場合で、脳内圧が高まるから頭痛がする。大量の場合は呼吸中枢や心臓の中枢が麻痺して死亡する。
破れた場所から先は、酸素や栄養が行かないから細胞が死滅し、麻痺が残る。

原因は加令による動脈硬化と高血圧とされているが、日本人に特別多かった原因は、コレステロール不足であった。

稲作は連作ほど良いので世襲となり、息子が一人前になると親は引退した。生き甲斐が無くなると急に老けて、40台から50歳での卒中で倒れた。その多くは脳出血だったようである。
④脳梗塞：動脈硬化で狭くなり細くなった脳の血管に、血栓（血の塊）が詰まって閉鎖された状態である。これも血管の内壁に小さな傷が出来て出血すると、それを止めようとして血小板が集まり、出来たかさぶたが血栓である。
血管が狭くなるメカニスムスはご存じの方が多いと思うが、動脈には3枚の膜があり、内膜は細胞が1列に並んだもので隙間がある。血液中を流れているＬＤＬ－Ｃ（悪玉コレステロール）はこの隙間を通れないが、たばこやストレスで細胞が収縮したり、血圧が上がって押し込まれたりすると入り込んだら出られない。ＨＤＬ－Ｃ（善玉コレステロール）は小粒で細胞の隙間は自由に出入り出来る。これが押し込まれた悪玉を引き出してくれるから善玉と呼ばれている。

実はこの悪玉が、生命に欠かすことの出来ないコレステロールを全身に配給しているいわば宅配便なのである。善玉は残飯を集めに来るごみ屋なのです。従って悪玉の方が命の恩人なのです。

⑤脳塞栓：体の他の場所で出来た血栓が、血の流れにのって運ばれ、脳の血管に詰まったものです。詰まった場所から先の細胞は死滅するので、症状は脳梗塞も脳塞栓も脳出血と似ています。血栓の出所は心臓が多く、心臓弁膜症、不整脈、冠状動脈疾患者はリスクが多い。詰まって直ぐなら、血栓を溶かす治療法が進歩しているので、リスクの有る人は平素から早期治療の手筈を整えておくことです。

⑥一過性脳虚血発作：脳内血管が一時的に収縮して脳卒中ようの発作を起こすが、短時間で回復する。脳卒中の前提として再発防止に努める。

きっかけは直前の過度のストレス、睡眠不足など。

⑦くも膜下出血：脳は3層の髄膜に覆われている。脳に付着しているのが軟膜で、その上に蜘蛛の巣のような薄い膜が覆い、一番外側を硬い硬膜が覆っている。その外側は頭蓋骨である。軟膜とくも膜の間、即ちくも膜の下に血管があり、枝分かれの場所が脈拍毎に圧が加わり、長い間に膨らんで出来たのが動脈瘤です。これが破裂したのがくも膜下出血です。

症状は脳卒中に準じますが、突然の激しい頭痛で始まるのが特徴です。昏睡状態のままの死亡例も半数近くある反面、自然に止血する場合もあります。再発も多いので当座は入院治療です。

破裂の予防は早期発見と早期治療の筈ですが、治療の選択は難問です。

診断はＭＲＩやＭＲＡでつきますが、放置した場合の破裂は年に2～3％で、外科的治療かカテーテル治療の合併症も３％だからです。

⑧ラクナ梗塞：小さな脳梗塞のことで、無症状で自然治癒している。ＭＲＩなどで発見されてぎょっとし、無理をしないように言われてゴルフを止めた人もいましたが、脳ドックが普及したら、高齢者には多数見つかるので加令現象のようです。

（2）コレステロールについての誤解

近年目立つ健康ブームの中で特に多いのが「血液サラサラ」と言うキャッチフレーズと、コレステロール（以下Ｃ）を目の敵にしていることです。実はＣは蛋白質と並んで一番大事な栄養素なのです。以下この誤解を解説します。

①１９５０年朝鮮戦争で脚光を浴びたＣ（コレステロール）

多数の戦死者が発生、解剖で若い米兵に動脈硬化が見つかり、血中Ｃ値が高いのが問題になった。調査の結果米国民の脂肪摂取量が１６０ｇに達し、その原因が第二次大戦時米軍の携行食であった。軽量で高カロリーを目指して開発されたのが高脂肪食品で、これが民間に普及した。心筋梗塞が国民病である米国の医療界が、Ｃを減らす努力をしたのは当然です。しかし当時の日本の脂肪摂取量は、やっと15ｇに増えてきたところです。戦後の医学会は米国一辺倒で、これに追随したのが間違いの元でした。

②Ｃの必要性

Cは人体の60兆の細胞の膜の構成成分で、蛋白質と共に必須栄養素です。更に性ホルモンと副腎皮質ホルモンの材料です。動物性脂肪を殆ど撮らなかった日本民族が、何故現存するかが栄養学者間での話題でした。

イ　Cの生産量は日々変化している。

Cの1日必要量は約1・5gで肝臓で造られているが、0・3gは食物で補うことが必要である。補充が不足すると、動脈の内壁の細胞が無理をして他の成分からCを搾り出して生き延びようとする。それが長く続けば血管は過労に陥り、脆くなって破れやすくなる。日本民族の脳出血死が世界一多かったのはこのためなのです。

ロ　胆汁の役目：肝臓で造られた胆汁の成分はCで、脂肪の消化に関与した後腸から排泄されるが、Cの摂取量が不十分だと自動的に再吸収して補っている。

ハ　細菌感染症では多量のCを必要とする。

肺炎で白血球が2〜3倍に増えるのはご存じでしょう。白血球は病巣に集まって細菌と一騎討ちをして死滅したのが膿ですが、当然Cの必要量が増えます。

実は人体は、絶えず外的と戦っていて、気づかれずに白血球は増減しています。

ニ　胃潰瘍の治療食は牛乳6本と卵6個

大出血で断食後の食事療法の原則でした。少しずつから始め、途中から粥が許可されたものです。

ホ　Cの合成はストレスで上昇：国際的免疫学者・新潟大学教授安保徹

交感神経の緊張で再生組織の死滅が増えるので、その再生を促すためである。従ってCの増加は

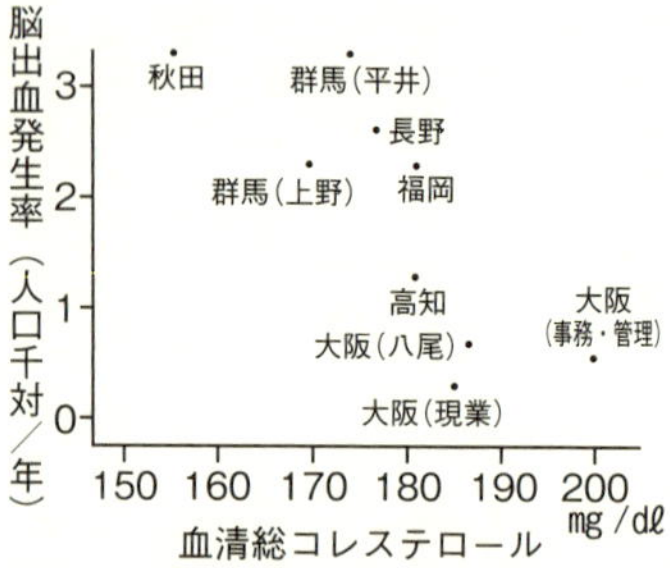

図３　血清総コレステロールの平均値と脳出血発生率

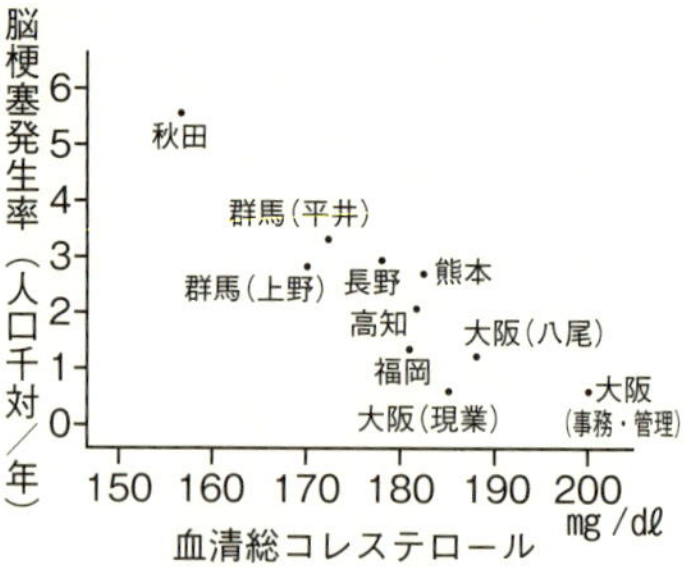

図４　血清総コレステロールの平均値と脳梗塞発生率

身を守る反応であるから、薬で下げるのは有害である。

③C値の低い県民ほど脳卒中が多い

鳴谷亮一元群馬大教授・小町喜男元筑波大教授らによる全国共同研究が１９５５年に発表された。県民の平均C値が１５０mg／dℓの秋田県が、脳出血も脳梗塞を最多で、１９０mg／dℓの大阪府が最低で、その差は約10倍であった（図３、４参照）。

動脈硬化学会が一番問題にしている心筋梗塞も、C値の低い県ほど多く、大阪が最低でしたが、大阪の大企業の管理職と医師会員は数倍でした。これはC以外の要因が考えられる。

④Ｊ－ＬＩＴ：日経メディカル（平成13年2月号）に報告された大規模調査

日本で５万人について６年間の追跡調査の結果で、従来の社会通念が覆された。

・死亡率：C値１８０以上を20ずつに分けると、２２０~２８０が低く、２８０以上は２倍、１８０以下では２・７倍に増えていた。

・死因別では癌は２８０以上群が最低で、２２０群では３倍、１８０以下では７倍。

・心筋梗塞：240以上から増えだすが、180以下も増えている。
・脳血管系：280以上では増えず、180以下で増える。
・事故、自殺：280以上でも180以下でも増えている。
⑤C低下剤は世紀の発癌剤・長生きしたければCは下げるな：JIP理事長浜六郎
浜六郎は内科医で、地域病院で診療をしながら、長年にわたって薬の問題に取り組み、社会に警告を発してきている。医薬ビジランスセンターを開設し、NPOJIPと呼んでいる。彼の警告を紹介する。
イ　C240〜280が最長寿：J-LIT
ロ　健康人が病人に：無実を犯人扱いする「日本の医療」。
ハ　年間3000億円出して、20000人死亡させる大薬害である。
ニ　粗食でCを下げるとよくない。
ホ　健康人を「高脂血症＝病気」にしたてるのは、恐怖を与えて売り込む大がかりな「悪徳商法」「詐欺商法」である。
ヘ　母乳や卵にCが多いわけ——あかちゃんの体、成長に不可欠だから。妊娠中はくれぐれもCを下げるな。妊娠を望んでいるひともCを下げるな。母乳を与えている人もCを下げるな。
ト　しっかりした細胞に不可欠。
チ　癌の抑制に不可欠。
リ　重要な5種類のホルモンの原料：糖質コルチコイド（ステロイドホルモン）・電解質コルチコ

イド（ミネラルコルチコイド）・エストロゲン（卵胞ホルモン）・プロゲステロン（黄体ホルモン）・テストステロン（男性ホルモン）

ヌ　220未満は低すぎて危険：免疫力が低下し、神経機能が衰えて事故を起こしやすい。

ル　280までは危険ではない（62頁図2参照）。

オ　10ミリ下がれば癌30％増、死亡30％増。

ワ　C低下剤には怖い副作用がある。

カ　Cが350もある家族性高C血症の人は止むを得ず服薬。

ヨ　糖尿病患者は血糖のコントロール。

タ　心筋梗塞の既往歴の有る人は、Cを220〜240に保つように努力する。

（3）諸悪の根源は肥満

肥満が激増していることは周知のことですが、肥満と平行して増えるのが多くの生活習慣病です。今回のメタボ健診もここを狙ったものです。欧米では戦後早くから問題視されて、いろいろな調査が発表されましたが、その一つ

①死因別肥満死亡率増加（％）（Barrによる）　男性では糖尿が3・8倍、肝硬変2・5倍、胆石2倍、慢性腎炎2倍、脳出血1・6倍、冠疾患1・4倍などは頷けますが、虫垂炎が2・2倍とか自動車事故が1・3倍など、総て肥満が悪者になっています。低いのは結核を除けば自殺だけ

です。

女性でも殆ど同じですが、肝硬変だけは低くて1・5倍です。

②関東一大手の健診センターでの調査：肥満度と血清脂質など

標準体重±10％を正常群として、以上を肥満群、以下をやせ群とし、男女千名ずつでの調査では、Cも中性脂肪も尿酸も肥満群ほど多いという結果が出た。特に重要なことは、HDL－Cの不足者が肥満群に多いということです。

③肥満解消の成果

イ　高脂血症の一人者・自治医科大学の中村治雄教授は、1キロ減量でC値25㎎下がる。日本人の肉の摂取量は微々たるものだからそれを減らすのではなく、ご飯を減らして痩ることを勧めておられる。

ロ　痛風の一人者東京女子医大の御巫清充教授も、日本人の場合は肉や臓物を減らすのは不利である。尿酸値を下げるには、ご飯や酒を減らして痩せるのが先決だと言っておられる。私も全く同感です。

ハ　大企業本柱の総務部長が高血圧で服薬治療したが200前後を割らず、停年後遂に脳卒中で入院。一ヵ月半で減量したら最高血圧が全くの正常値120台に下がった。

ニ　中企業の営業部長で10年来の高血圧治療で200前後から下がらず、定年間際に糖尿病を合併したので定年退職が内定していたところ、1ヵ月の教育入院で減量したら血圧が正常になり、役員に昇格した。

8 胃潰瘍は自分で治す

暴飲暴食の代表と思われがちな胃潰瘍の原因は、実は精神的ストレスであるとされていましたが、近年はピロリ菌と非ステロイド性抗炎症薬（解熱・沈痛・消炎剤）の副作用だと言われています。

従来は手術に回されていた患者が結構おりましたが、近年は手術例は殆どないと言うぐらい減っています。これは胃酸を抑える薬が開発されたからです。しかし服薬を終わってから1年以内に再発する例が60％以上もあります。この再発例の中に、ピロリ菌が原因の例があるだろうと言うことで、除菌療法が推進されました。但しこの除菌療法も過大評価だったのです。

１９９４年、米国立予防衛生研究所は、「ピロリ菌陽性の総ての潰瘍患者に、除菌療法を行うべきである」と勧告したが、成功例の20％が再発した。

◈除菌療法の功罪

ピロリ菌が原因の難治性潰瘍に執っては救いの神ですが、それは一部に過ぎないのではないでしょうか。わが国のピロリ菌抗体の陽性率を見ると、40歳以上は軒並み80％です。そのうち潰瘍患者は２～３％に過ぎません。

近年欧米では、除菌療法の進展に伴って逆流性食道炎が増え、その結果食道腺癌が急増しています。日本でも逆流性食道炎は増加していますが、調査の結果どの年齢層でもピロリ菌陰性の人ほど患者が多いことが証明されました。即ち、ピロリ菌感染が、逆流性食道炎の発症を抑制していると考えられます。我々はピロリ菌と共存共栄しているのかも知れません。

除菌療法の副作用には目立ったものは少ないのですが、欧米の研究では30％に見られます。かなりの侵襲ですから、少なくとも高齢者は慎重に考えたいものです。

胃潰瘍の治療は、薬物療法の効果に幻惑されることなく、再発防止に努めるべきです。それは原因療法に尽きます。近年強調されている非ステロイド性消炎鎮痛剤を避け、禁煙・節酒は当然のことですが、心身症の代表とされて来たのですから精神的ストレスの探究は欠かせません。ストレスとは決して悲しみや悩みとは限りません。職場や家庭の環境の変化、昇格とか結婚などの慶事もおおきなストレスとされています。原因を思い当たるとホッとしますし、原因が取り除かれれば急速に治るものです。これこそ原因療法であり、再発防止策ではないでしょうか。

◈牛乳療法の薦め

英国では午前7時から午後7時まで、1時間に1回、２００㎖の牛乳を飲んで治しています。米国では、少し筒度々飲んで治しています。日本人の場合はそんなに飲めないので、少なくとも食間に飲むことをお薦めします。潰瘍は空腹痛が特徴で、痛い時に何か食べると治るのは周知のことです。痛んでからでは後手で、痛む前に飲むのがコツです。

牛乳は胃壁に軟膏を塗るようなものですし、栄養学的には完全食に近いので胃壁の防御力も高めます。なによりも制酸作用があるので理想的な食品ではないでしょうか。

十二指腸潰瘍について補足します。場所柄腹痛の時間が遅い位のものです。栄養指導上強調したいのは、胃壁に孔が開いたのですからその回復には平素より余計に栄養が必要なわけです。それは蛋白質とコレステロールです。細胞の中身は蛋白質ですが、細胞膜はコレステロールとリン脂質で出来ているからです。大出血した当日は絶食するにしても、2日目からはミルクを少量ずつちょいちょい口にし、半熟卵を3～4個食べると回復が早まります。牛乳には鉄分が少ないからです。

9 腰痛は自分で治す

腰痛と言えば、腰を二つ折れにして、がに股で杖を頼りによたよたと這うように歩く姿を思い浮かべます。稲作の小作人は、裸足で田んぼに漬かり、1日中中腰で田植えしていたのだから腰痛になって当然です。

ごく近年気になるのは、私より長身で足が長く背筋をピンと延ばし、肩で風をきって颯爽と歩く女性の姿を見ていると、腰痛とは全く無縁と思うのですが、現実は大変な増えかたです。

厚生省統計協会の平成16年度の調査では有訴率のトップは腰痛で1割弱で、肩凝りが続き、関節痛、せき、倦怠感、鼻水ずまりが約半分です。腰痛の推移は15年で倍増しています。

1　腰痛の種類

　腰痛患者の半数以上が腰痛症と言って、痛みだけで何の異常も見つかりません。椎間板ヘルニアと変形性脊椎症が2割ずつ、脊椎分離スベリ症が1割、まれにがんの転移がありますが、近年脊髄管狭窄症が増えてきています。

①腰痛症：X線検査などで異常が認められない。腰痛の約半分はこれである
②腰椎椎間板ヘルニア：髄核が押し出されて脊髄を圧迫する。約2割
③変形性脊椎症：老化性変化で、脊椎の角にトゲが出来る。約2割
④脊椎分離症：骨の成長期に無理な力が加わって切れ目が出来る
⑤脊椎すべり症：脊椎分離の上の部分が前にずれた場合で約1割
⑥骨粗鬆症：脊椎が潰れたもので、老年の女性に多い
⑦脊椎腫瘍、脊髄腫瘍
⑧脊椎カリエス：脊椎の結核で、戦前は多かった
⑨ギックリ腰：急性の腰痛症
⑪尿路結石、腹部大動脈瘤、膵臓がん、婦人科疾患
⑫心因性

2 腰痛が急増している

①脊柱の構造：斜面に臼の形をした積木を積んで、重い頭骨を載せている積木がずれないために、靭帯と筋肉がガッチリとガードしている
②四つ足用の骨盤を直立に支える筋肉は全部下肢についている
③現代人は筋肉労働をせず、歩き不足である
④立位・坐位・歩行のうち、一番腰に負担が掛かるのは坐位である

3 腰痛の治療

①急性の腰痛は決して医者に行ってはいけない。1～2日は冷やし、後温める
②数日で痛みが止んだら、一度は整形外科で受診し、治療法と養生法を聞く
③治療法は自分が選ぶ
④大抵の腰痛は腰痛体操と歩行で治る
⑤手術療法は最後の手段

4 椎間板ヘルニアの体験

私自身、63歳で重い椎間板ヘルニアで入院し、手術が絶対必要と診断されたが断り、2か月の牽引療法で軽快退院、腰痛体操で頑張りました。時々再発繰り返す状態でしたが、66歳から短大に就職し、駅から1・5キロを往復歩くようになってからは全く再発しなくなりました。かぜなどで、

歩くのを数日取り止めると再発し、翌日から3日歩くと治るので、ヘルニア自体は残っているもののの、以来34年間一度も医療を受けていません。かぜなどで、歩くのを数日取り止めると再発しますが、翌日から少し多めに歩くと2～3日で回復します。ヘルニア自体は残っているものの、34年間一度も医療を受けていません。

5　急性腰痛の対処

私が最も尊敬している整形外科学者は日本医大の石田肇教授です。先生自身幼児期に膝の結核で動けなくなり、無理が祟って腰痛で苦しみ、友人の整形外科医からは、足を切り落とすしかないとまで言われました。以来医療を諦め、プールのリハビリで筋力を付け、今では20キロも歩けるとのことです。先生は、「急性腰痛は医者に行ってはいけない。診察で動かすから悪くなる。安静にしていれば数日で治る場合が多い。但し治ったら一度は整形外科を受診すること。怖い病気があるかもしれないから」と書いておられます。

6　腰痛の原因

四つ足用に発達した体を、人類は直立させたので腰に無理がかかったのです。30度前傾している骨盤の上に、24個の積木を積み重ねたのが脊柱で、その上に特別重い頭を乗せたのが人体です。これをガッチリとガードしているのが脊柱の回りの筋肉と靱帯です。

戦後の生活を振り返ると、筋肉労働らしいことは何もしていません。私が子供の時代は、風呂を沸かす日は井戸のポンプを二三十分はこいだものです。部屋や廊下や庭の掃除も。

7　心理的緊張によって起きる慢性腰痛

a　米国の事情：過去に於いて40年間で腰痛が激増し毎年５４００万の人が発症している。就労者の欠勤理由の1位、専門医受診の1位を占め、医療費と患者に支払われる就業保障費を合わせると５００億ドルになる。政府はこれを重大視して研究局を発足し、94年にガイドラインを発表したが、一向に減らなかった。

8　腰痛の予防

脊柱を支える筋肉が弱っているので、これを鍛えるために腰痛体操が勧められていますが、特に必要なのが背筋運動です（図5参照）。腹這いに寝て足首を抑えてもらい、上半身を上げたり下げたりします。続けて50回が1コースです。下げた時に息をはくと、筋肉に血が流れ込んで有利です。続けて50回を毎日欠かさず実行することが原則です。急げば1分でできます。足を抑えてくれるひとがいない場合は、掛け布団を三つ折りにしてその上に枕を乗せれば十分です。

脊柱の前側の筋肉を鍛えるためには、所謂腹筋運動ですが、これは20回でよいでしょう（図6参照）。平素から多少は使っているからです。

もう一つ欠かせないのが、毎日1回、途中休まず20分以上続ける有酸素運動です。骨盤を正しい位置に保つための筋肉は、全部足に付いているからです。一般にはウォーキングやジョギングが奨

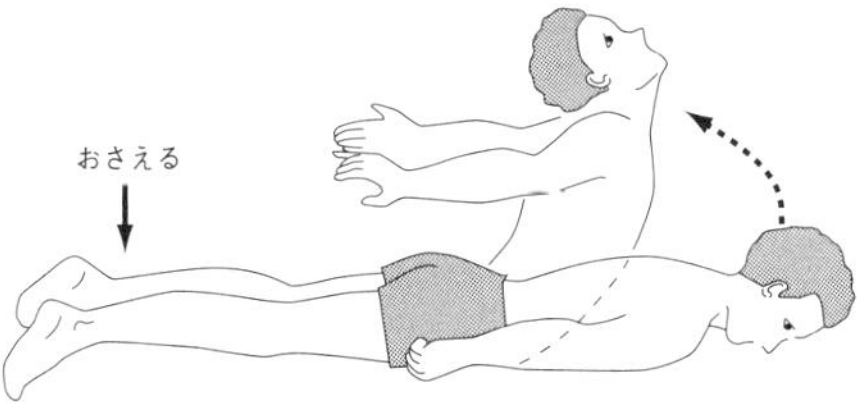

図５　体そらし運動

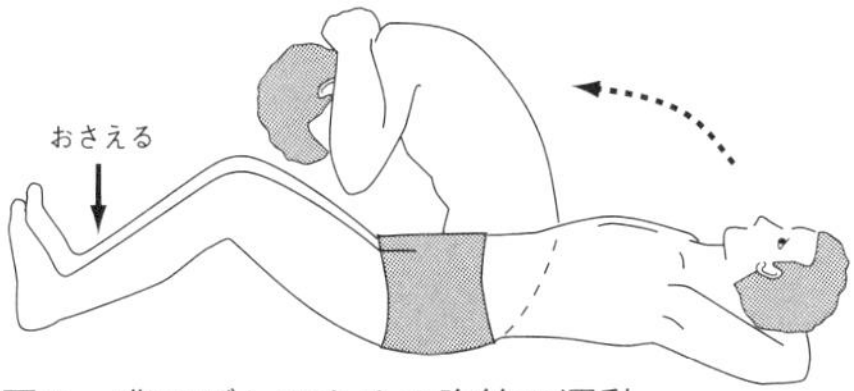

図６　背のばしのための腹筋の運動

励されていますが、天候にも左右されて続かないのが現状です。その点私が奨励しているスローピングは抜群です。坂や階段の登り降りを繰り返すことですが、屋内の階段なら天候に左右されず、夜中でも出来るからです。自宅に階段がなければ、箱でも可能です。

9　腰痛は心の怒りである：サーノ博士のＴＭＳ理論（緊張性筋肉炎症症候群）

サーノ教授はニューヨーク大学医学部臨床リハビリテーション医学教授で、腰痛に関する従来の常識を根底から覆す治療理論、ＴＭＳ（緊張性筋炎症候群）を発表している。かれは多数の患者の観察から従来の医療に矛盾を見いだし徹底的検討を行った。その結論は、

イ、痛みの場所が骨や軟骨の異常と一致していない。　ロ、効果的な治療法がない。　ハ、何時までも治らない例がある。　ニ、再発が多い。

10　TMS理論の裏付け

イ、患者の詳しい診察と長期観察から、筋骨格系疾患を抱える患者の心理的緊張によって生じる病態を経験していた。原因は心の緊張ではないかと考えた。従って治療は、自分の心の痛みに気づくことで、過去に遡って欲求不満、心の葛藤、人間関係、怒りなどを思い起こしそれらに捕らわれない生き方を追求することが原因療法と考えた。

ロ、この理論で、米国では少なくとも50万人が治り、再発を予防していると報じられている。

11　長谷川淳史博士のTMSジァパン・メソッド：著書「腰痛は怒りである」

初診では危険な疾患がないことを確かめてから、第一回の講義を聴く。続けて2回の講義があり、その内容は以下の通りです。

①痛みは筋肉や腱の酸欠　②症状が消えれば後遺症はない　③原因は抑圧された怒り

④怒りとは、ストレス・幼少時のトラウマ・完全主義や善良主義による内的葛藤等

⑤TMS理論を理解するに連れて症状は消えていく

12　受診困難な場合

前記の著書をじっくりと読むことと、下記の「毎日の注意」を、1日1回15分かけて読む

①痛みは構造異常ではなくTMSのせいで起こる　②痛みの直接原因は軽い酸素欠乏である

③TMSは黙圧された感情が引き起こす無害な状態である

④主犯たる感情は抑圧された怒りである　⑤ＴＭＳは感情から注意をそらすためにだけ存在する
⑥背中も腰も正常なので何も恐れることはない　⑦それゆえ背中を動かすことは危険ではない
⑧それゆえ元のように普通に身体を動かすべきである
⑨痛みを気に病んだり怯えたりしない　⑩注意を痛みから感情の問題に移す
⑪自分を管理するのは無意識ではなく自分自身である
⑫常に身体ではなく心に注目して考えなければならない

これで治った人は再発しません。多いに活用すべきと考えております。

10 糖尿病は自分で治す

1　はじめに

糖尿病はインシュリンの欠乏か作用不足で高血糖が続く病気で戦前は少なかったが戦後急増した。厚生省は毎年1回調査しているが、昭和30年と昭和57年を比較すると23倍であった。その後益々増えて成人の6人に1人に達し、増加を続けています。最近厚生省が行った、糖尿病死亡の国際比較は、非常に興味深いので表示します。

糖尿病死亡の国際比較

国名	日本	カナダ	米国	仏	独	オランダ	スウェーデン	英国	オーストラリア	ニュージーランド
西暦	2005	2000	2000	2000	2001	2003	2001	2002	2001	2000
♂	11.6	21.8	22.8	17.3	0.2	0.5	0.4	0.3	0.2	0.2
♀	10.0	21.8	26.3	19.4	0.2	0.5	0.3	0.3	0.2	0.1

この極端な違いは何処から来たのでしょうか。独英と北欧に対して日本は58倍、カナダが109倍、アメリカが114倍、フランスが87倍と軒並み100倍の開きです。この解明には、海外生活の長い外交官や企業の経営者の出番で、私のような点の旅行者の出る幕ではありませんが、それにしても糖尿病の原因には生活習慣が如何に大きいかを考えさせられます。テレビの映像などから見て、彼らの方が割腹が良く、内蔵肥満の典型です。

2 糖尿病の特徴

糖尿病は一度かかったら一生治らないことと、合併症が多発することです。高血糖が続くと、糖が組織の蛋白質と接合して変成します。特に毛細血管の多い所から始まります。

イ、網膜症から全盲　　ロ、腎臓病から人工透析
ハ、高血圧　　ニ、動脈硬化
ホ、脳卒中　　ヘ、心筋梗塞
ト、神経障害から足の動脈硬化は、切り落としたいほどの痛み
チ、インポテンツ

3　糖尿病の分類

イ　インシュリン依存型（Ⅰ型）：以前は若年性と言われたが、突然発病して重症になるので、インシュリンの注射なしでは生きていられなくなる。ウイルス感染が原因と考えられている。

ロ　インシュリン非依存型（Ⅱ型）：一般に成人型と呼ばれている。

原因は遺伝と生活環境で、従来は遺伝の無い糖尿は無いと考えられていたが、近年は生活習慣によるものが増えているので、ここでⅡ型について述べます。

4　糖尿病の診断基準

これが一般に行われている検査ですが、実は血糖値は前日の食事に影響されています。例えば1日絶食すると、平素126以上の人も正常範囲に入る可能性があるのです。逆に精神的ストレスで高くなることもあります。そこで開発された検査がHbA1C（ヘモグロビンエーワンシー）です。これは赤血球の中の血色素（ヘモグロビン）の蛋白質にしみ込んだ糖分の量で、最近1か月間の血糖値の平均を表しています。

以上血糖値とヘモグロビンで診断は確定するわけですが、尿の検査でも診断がつくことはご存じの通りです。検査用紙は民間の薬局で買えます。

空腹時血糖価

109mg /dℓ　以下	正常
110mg /dℓ〜125mg /dℓ	境界域
126mg /dℓ〜	糖尿病

Hb AIc

4.5 〜 5.5	正常
5.6 〜 5.8	境界域
5.9 以上	糖尿病

5　尿検査の注意

民間で買える検査紙は、１００枚で千円前後です。尿をコップのような物に取り、試験紙を漬けて色の変化を見るのですが、糖は30秒待って見るように、蛋白質は60秒です。糖尿病の合併症で一番怖いのが腎臓病です。ここで大事な点を並べます。

イ、空腹時に糖が陽性だったら重症と思え：普通は血糖が１７０を越さないと尿には出ないからである

ロ、腎臓を通過する糖の量には個人差が多く、腎性糖尿と言って１０９以下でも陽性の人は結構多い。但し、低血糖症の人の方が将来真正糖尿病発症率が高いと言う報告もある

ハ、イベント毎に計る：暴飲暴食・宴会・慶事・家庭内不和・勤務先のストレス等

ニ、有酸素運動の成果を見る：食後の高血糖がどれだけ抑えられたか

6　他の臓器疾患に依る糖尿病

イ、膵臓病によるもの：膵臓炎・膵臓壊疽・膵臓癌等：摘出手術をしたら毎日インシュリン注射なしでは生きられない

ロ、肝臓病に依るもの：肝臓炎・脂肪肝・肝硬変等

ハ、内分泌病に依るもの：バセドー氏病・末端肥大症等

ニ、薬剤に依るもの：副腎皮質ホルモン等

7　薬物による糖尿病の体験談

35歳男子・某中企業の総務課長・蕁麻疹で会社近くの皮膚科受診・副腎皮質ホルモン（ステロキイドホルモン）を投与された晩から頻尿で苦しみ、翌日会社の医務室を訪れた。看護婦は糖尿病を疑い、喉が乾くかを聞いたら，排尿のたびにコップ水を飲んでいた。急性糖尿病と判断して、産業医である私に病院紹介の依頼が来た。私は直ちに検尿を命じたら糖が強陽性であったので、急性重症糖尿と判断して緊急入院させたが1週間以上危険状態が続いた。

実はこれには後日談があります。毎日自分で採血して血糖を量り、インシュリンを注射してから食事と言う生活を1年間続けて来たが、人前では出来ないことだし総務の仕事は容赦なく増えるし随分無理をしてきた。家庭生活も二人の子供は未だ小さいし、このままインシュリン治療を一生続けるのがなさけなくなり、助けを求めてきたのです。

私は、彼が入院中に指導された運動療法と食事療法を遵守するように指導した。それは毎食後30分の速歩を欠かさぬことと、食事は日本糖尿病学会編の食品交換表を再勉強させることだった。その上でインシュリン注射を中止し、糖分は血糖はチェックさせた。血糖が安定してからは尿糖検査に変えた。命を脅かされた医原病から立ち直り、いまや健康長寿達成に自信があると意気軒昂である。

8　糖尿病の自覚症

私が学生時代に覚えた糖尿病とは、1日中空腹で、ご飯を何杯食べても足りず、あごがくたびれて止めたと言うことでした。

東北大学病院の外来患者で、始めて糖尿病を発見された患者に表を見せてチェックした調査によると以下のようになった。

イ、疲れやすい：62％　ロ、喉が乾く：56％
ハ、尿量が多い：52％　ニ、痩せてくる：48％
ホ、尿の回数が多い：45％　ヘ、多く食べる：39％
ト、視力が弱る：26％　チ、知覚異常：25％
リ、神経痛：21％　ヌ、皮膚のかゆみ：17％
ル、めまい：16％　オ、インポテンツ：15％
ワ、化膿しやすい：14％　カ、陰部のかゆみ：6％
ヨ、たちくらみ：6％

9　糖尿病の治療

種々の健診で発見される例が多いが、発症して受診する場合も、重症の場合は直ちに入院を勧められる。平均1か月で退院するが、そこで一生涯の療養生活を指導されるので教育入院と呼ばれている。軽傷の場合は2週間で十分です。

治療の具体例は病状の程度に応じて、
イ、インシュリン注射　ロ、経口薬

ハ、食事療法：日本糖尿学会編「食品交換表」を使用して指導された場合、毎食の患者食を肌で覚える

ニ、運動療法：毎食後２〜30分してから、途中休まず30分の速歩による有酸素運動。これは食後増加した血糖を、筋肉の運動で消費することになる

以上で無事卒業した後、如何に継続出来るかか課題です。

10　教育入院の勧め

富士通川崎病院では早くから教育入院を奨励してきました。特に健診で発見された予備軍を対象に、短期間で特訓を心掛け、近年は３日コースが成功しています。それも金土日の３日です。この病院には隣に従業員用のアスレティックがあり、勤務時間中は一般従業員の使用は禁止されているので、病院が専用しています。主治医の許可があれば、患者は自由につかえます。

尚糖尿病でなくても、肥満症で有れば保険が使えます。

11　糖尿病の予防

日本の将来を担う若者が、どんどんと糖尿病で倒れ、医療費の暴騰から国家経済の破綻の放任は許されない。

イ、胎児の内から肥満を許さない：妊婦の責任

ロ、育児の責任：１年間は母乳のみで育てる

ハ、学童期間の体重管理
ニ、在学中の体重管理
ホ、就職前後の油断に注意
へ、経営者の責任：部下から犠牲者を出さない
ト、為政者の責任

11 肝臓病こそ自分で治す

(1) はじめに

最近厚生省が行った死亡の国際比較で、肝臓病の箇所を見ると、日本が特別多いのに驚いています。肝臓と言えば先ずお酒を思い出すのが常識でしょうが、フランスやドイツのように昼から飲む国に多いのは当然ですが、日本がアメリカより多いとはどういうわけでしょうか。大きな課題です。肝臓は以前から、肝腎かなめなどと重要なことの代表に使われたように、体にとっては最も大事な臓器なのです。生命の元であると同時に、あらゆる有害な物を解毒してくれています。ここで肝臓の諸機能に付いて列挙しますからお付き合い下さい。

戦後の疾病構造が、感染症から成人病に移って久しいが、人間ドックの結果などを見ていると、近年一番目立つのが肝機能障害です。成人病検診以下の年令層でも、肝機能検査を行うと異状者は

結構多い。それどころか新入社員の入社時検診で既に、男性の1割前後は肝臓で引っ掛かっています。肝臓は沈黙の臓器と呼ばれているように自覚症の無い場合が多く、検査法の無かった時代には見つからなかったわけですが、検査が励行されるようになってからでも異状者は増えているようです。当クリニックの人間ドックの統計を見ても、昭和59年には年間受検者1万1779名中肝機能障害者5・9％であったものが、昭和62年には1万5119名中13・4％、平成3年には1万5736名中21・7％と、増加の傾向が見られます。これを性別で見ると、昭和62年男性9787名中17・2％に対して女性5352名中6・7％、平成3年男性9961名中28・0％、女性5775名中10・6％と、男性が女性の3倍近くも多いようです。このことは、肝障害の原因探究に大きな手掛かりになりそうです。

更に私の関係している企業で、35歳以上の従業員全員に成人病検診をした結果を纏めたところ、男子の半数以上が肝機能障害者でした。それも、各検査項目毎に誤差範囲を除いた、明らかな異状値を拾ったものだけです。すなわち男子4786名中56・2％で、それに比べて女子は2662名中18・4％に過ぎません。働き盛りの半数が肝臓が悪いとなったら由々しき問題です。今回は肝臓疾患を洗い直して見ることにしました。

（2）肝臓の主な疾患

先ずウイルスに関係したものが数種類あり、A，B，C，D，E，F，Gの型が分かっていて、急性肝炎で自然治癒するもの、慢性になると段々肝硬変に移行して肝がんになるものがあり、中には激症肝炎になって死亡するものもあります。

次にアルコール性肝障害として、アルコール性脂肪肝、アルコール性肝炎、アルコール性肝硬変があります。

薬剤に関係した肝障害も数多くありますが、多くは服薬中止で回復します。

その他免疫に関係した自己免疫性肝炎とか原発性胆汁性肝硬変などがあります。

これらの中で、最近特に進歩してきたのが肝炎ウイルスについてです。

1　A型肝炎

A型肝炎は以前から流行することが分かっていて、流行性肝炎と呼ばれていました。多くは生物で感染するが、簡易水道で大流行したこともあります。近年は生牡蠣が注目されています。口から入ったウイルスは肝臓で増殖し、胆汁に分泌されて腸管から糞便に混じって排泄される。症状は感冒ようで、食欲不振、倦怠感、微熱などに続き、典型例では黄疸が出る。潜伏期は2～4週間で、発病の少し前から糞便中にウイルスが出るので、黄疸が出てから診断がついたのでは遅い。大事なのは尿の色であって、日増しに濃くなってくるので早期発見が出来ます。急性のみで慢性化することはないが、たまに激症化して死亡するので馬鹿には出来ません。大体一箇月前後で自然治癒し、終生免疫が出来ます。

診断は血液のGOT，GPTが上昇するので肝炎と分かるが、血中にIgM型HA抗体が確認されればA型肝炎と確定出来る。この抗体は急性の時だけで、1週間後れてIgG型HA抗体とIgA型HA抗体が出来てウイルスを退治する。これが所謂中和抗体です。

問題は、日本の衛生環境が良くなったためにIgG型HA抗体保有者が減っていることです。今後学童や老人施設、精薄施設などで爆発的な感染の危険が予想されます。東南アジアを始め低開発国への海外渡航時に、抗体のチェック、免疫グロブリンの注射、HAVワクチンの摂取などの配慮が必要です。

2　B型肝炎

B型肝炎はB型ウイルス（HBV）の感染による伝染性疾患ですが、成人の感染と母子感染の二つに大きく分けられます。

《成人の感染》：輸血・血液製材・手術・針刺事故と性行為等で、B型急性肝炎を起こす

《乳幼児期の感染》：HBe抗原陽性の母親から（垂直感染）と医療行為（予防注射など）（水平感染）がキャリアとなる

（a）B型急性肝炎：潜伏期は1～6ケ月で症状はA型に類似し、本来治癒傾向のある疾患で2～3ケ月で殆どの患者は完全治癒するが、約2%が激症化します。

診断はHBs抗原およびIgM型HBc抗体の検出で行う。HBs抗原が陽性だと現在ウイルスが体内にいることになり、HBs抗体が陽性の時は過去にB型肝炎ウイルスに感染したが、現在はクリアされて防御抗体が出来、治っている状態です。

ＨＢｅ抗原はウイルスの芯にあるもので、これが陽性だと血中のウイルスが非常に多くて感染性が強いと言うことになり、ＨＢｅ抗体が陽性の時はウイルスが段々減ってきて、感染力も弱いと言う証拠です。

そのほかＨＢｃとかＩｇＭ型ＨＢｃ抗体があり、更にＤＮＡポリメラーゼやＨＢＶ－ＤＮＡは、ウイルス量を測って治療効果を判定するために使われています。

治療は自然治癒力を妨げず、促進するように養生することです。

（ｂ）Ｂ型肝炎ウイルスキャリア（持続感染）：血中にＨＢｓ抗原が６ケ月以上にわたり証明される例をＨＢｓ抗原キャリアと呼びます。日本におけるＨＢｓキャリア率は当初２～３％と言われていたが、年々低下して特に年少者では１％以下になってきています。キャリア化しやすい状雇としては、乳幼児、腎不全患者、抗がん剤使用患者など免疫状態が低下している場合、男性同性愛患者、薬物中毒患者などがあります。ＨＢＶキャリアの約10％に肝障害が見られます。

《母子感染の防止》：妊娠時に母親の血液をチェックしてＨＢｅ抗原が陽性の場合は、出生時に赤ちゃんに高ＨＢｓ抗体価のγグロブリンを注射し、同時にワクチンを3回に分けて注射することで、98％ぐらい母子感染を防止出来るようになったのは非常な朗報です。

3　C型肝炎

C型肝炎は従来非A非Bと呼ばれていたもので、１９７４年にチンパンジーの感染実験でその存在が確認された。それがC型肝炎であることが分かったのは１９８８年にアメリカで検査法が開発されてからです。それはC－100－3抗体というものですが、急性肝炎の初期には出てこないとかC型肝炎の全部はキャッチ出来ないとかの欠点があり、改良を重ねて現在使用されているのがHCV抗体です。この抗体が陽性の時は、身体の中にウイルスがいると考えた方がいい。但し2割程度は過去に感染して現在は治っていると言う場合もある。近年HCV－RNAが測れるようになり、これは遺伝子だからウイルスそのものです。

HCVには亜型があり、遺伝子の型はⅠ、Ⅱ、Ⅲ、Ⅳ、Ⅴに分けられるが、日本人はⅡ型が6～7割を占め、Ⅲ型が2割、残りがⅣ型Ⅴ型で、Ⅰ型はほとんどない。アメリカの血液を輸血されて肝炎になった人にはⅠ型が多い。

感染経路は輸血が多く、その他針刺し事故、薬物依存者のまわし注射、刺青、鍼、耳飾りピアス、歯科治療、母子間感染、性交渉が考えられます。

（a）症状：血清GOT・GPTが多峰性を示すことが特徴で、上がったり下がったりして慢性化する率が高い。自然治癒がないことはないが、少しずつ進行し、肝硬変を経て肝がんを発生することが多い。

C型慢性肝炎では、急性肝炎の既往が明らかでない人、ドックや成人病検診で発見された人、手術や輸血を受けたことのない人が少なくない。そうなると感染経路は過去に行われた予防摂取だったかも知れない。ディスポが普及するまでは、一本の注射筒に何人分も詰めて釘だけ交換していた時期があり、それ以前は針も共通だったからです。

（b）治療：インターフェロン療法に期待がかかっているが、問題も多い。インターフェロンには

α、β、γの3種類があり、αには天然型と遺伝子組替えで作ったものとがあって、筋肉注射で使い、βは静脈注射です。γは肝炎には使えない。難点は高価なことと、日本に多いⅡ型にはあまり効かないことです。その上副作用が馬鹿にならない点です。

（c）インターフェロンの副作用：高率に見られるのはインフルエンザようの症状で、悪寒、発熱、頭痛、関節痛、倦怠感などと白血球減少、血小板減少が見られる。その他αでは脱毛、βでは蛋白尿が出ることもあり、注意すべき副作用としては、うつ病、間質性肺炎、甲状腺異状、腎炎や糖尿病の悪化などがあげられます。

4 D型肝炎

D型肝炎はB型肝炎ウイルスの感染状態にある患者にのみ感染する特異なウイルス肝炎です。最初イタリアで発見されたウイルスで、特に南イタリアに多いとされていたが、ヨッロッパ各地、アメリカ、オーストラリア、アフリカ、南太平洋にも多いことが分かりました。日本の頻度はＨＢＶキャリアの１％前後だから僅かですが、輸血を数回受けた人や麻薬常習者などに見られます。

5 E型肝炎

E型肝炎はインドを始め開発途上国に多い疾患で、しばしば爆発的な流行で注目されました。住民が飲料水として用いている水が、ウイルスを含む糞便によって汚染されるために引き起こされる。日本には無いが、たまにインド旅行で拾ってくる人がいます。

Ａ型肝炎に似ていて経口感染で、慢性化することはないが、激症化の率が高く、１〜２％は死亡しています。妊婦の死亡率が高いのが特徴で、10〜30％に及んでいます。

６　Ｇ型肝炎

発見されたばかりで、感染経路や病態については不明のことが多い。１９７０年頃からＧＢという頭文字の医師の血液を、猿の一種のタマリンに摂取してウイルスを経代培養し、長年にわたる実験から新種を発見してＨＧＶと名付けました。一方 Genelab 社では、Ｃ型を発見したのと同じ方法で、慢性肝炎患者からＡでもＢでもＣでもないＤでもＥでもないウイルスを発見したのがこのＨＧＶと同じものだということが分かってきました。

日本の研究では、ＨＧＶを持っている人でも必ずしもＧＯＴ，ＧＰＴが悪くない人が多く、輸血を介してＧに感染した場合でも、発症するのは５％と低い。ところが激症肝炎の半分に出たと言う報告もあります。

慢性肝炎患者の内、Ｂ型患者の３％、Ｃ型の11％、非Ｂ非Ｃ型患者の16％にこのＧが見られるが、慢性肝炎の中ではＣが圧倒的に多いのだから、日本ではＣとＧが一緒に発見されるのがほとんどです。

ＨＧＶの診断はまだ非常に手間がかかるので、Ｇ型については今後の課題です。

Ｆ型についてもあるとかないとかはっきりしない段階です。

（3）アルコール性肝臓障害

わが国の飲酒量が年々増加していることは周知のことですが、それも毎晩のように多量に飲んでいる者が増えています。このような常習飲酒家となると、肝臓だけでなく全身の臓器に障害を来すとされています。即ち精神障害、神経炎、心筋症、膵臓炎、糖尿病、通風、高脂血症、高血圧脳卒中の多発、種々のがん、ホルモンの失調（特に睾丸、副腎髄質・皮質、甲状腺）など挙げればきりがありません。食道炎や胃炎で食欲不振、嘔気、下痢や便秘などは日常茶飯事です。中でも目立つのが肝臓障害でしょう。酒は食品でもある一方薬物でもあるわけで、その代謝は殆ど肝臓で行われます。飲み方によっては先ず肝臓が障害されるのは当然で、脂肪肝、肝炎、肝硬変と進み、一部は肝臓がんになります。

1　アルコール性脂肪肝

脂肪肝の原因には、アルコール以外にも色々なものがあって簡単ではありません。お酒など全然飲まないのに、脂肪肝と言われて戸惑う方がちょいちょいおられます。大部分の脂肪肝は特有な症状がないところへ、腹部超音波検査で指摘されて初めて知る場合が多いのですが、先ずその原因を検討すべきです。原因がわかれば、それを取り除きさえすれば治るからです。脂肪肝には急性と慢性があり、急性の原因にはアルコール、リン、四塩化炭素、抗生物質のテトラサイクリンなどが挙げられています。慢性脂肪肝の原因は、肥満、糖尿病、アルコール、副腎皮質ホルモンの長期投与などですが、最も多いのがアルコールですから、脂肪肝を指摘されたら先ずアルコールを考えてみることです。我が国で一般に用いられているアルコール性脂肪肝の定義では、毎日、日本酒に換算して平均3合以上の飲酒を、少なくとも5年以上続けた「常習飲酒家」で、肝病変の主体が全肝細胞の3分の1以上にわたる脂肪化であり、その他に顕著な形態的異状を認めないものとされていますが、実際には個人差が非常に大きくて、それほど飲んでいないのになっている人が沢山います。女性は飲酒量・飲酒期間が少なくてもなることが知られています。

アルコールの次に多いのが肥満です。肥満者の約50%に脂肪肝が見られ、肥満者は脂肪が沈着しやすいからと言わわていますが、私は肥満が原因なのではなくて、動かない割に食べ過ぎるのが原因で肥満も脂肪肝もその結果だと思います。私は冗談に、貴方はフォアグラですねと言っていますが、鵞鳥を狭い籠に入れて無理に食べさせて脂肪肝を作っているわけで、これにはお酒は飲ませていません。糖尿病に伴う脂肪肝も多いのですが、肥満型糖尿病に合併率が高く、約50%と言わていますす。実際にはこれらが重なり合って脂肪肝を増やしているのでしょう。お酒はほどほどだが、動かない割に食べ過ぎているとか、糖尿病の治療で、薬に頼って運動療法をしていないとか、糖尿病なのに結構お酒も飲んでいるとかです。

(a)症状:無いのが普通で、進んでくると倦怠感、食欲不振、上腹部の鈍痛などを訴える程度です。他覚所見としては肝腫大が特徴的ですが、皮膚や眼球結膜の軽度の黄疸、手掌紅斑、クモ状血管腫などが出てくることもあって、鑑別は簡単ではありません。

血液の肝機能検査をすると、これもアルコール性肝障害の各病型に共通の異状所見がみられますが、やや特徴的なのはγ-GTPと中性脂肪が上昇することです。次に急性肝炎の指標であるGOT，GPTの軽度上昇ですが、GPTよりGOTの上昇が目立つのが特徴です。なにしろアルコールによる肝障害では、全身の臓器が影響されるので、筋肉内の酵素であるGOTが更に増えるし、CPKや膵臓からのアミラーゼやトリプシンの上昇を認めることもしばしばです。要するに血液の検査成績では鑑別は困難と言うことで、従来は肝生検が要求されていたが、近年は腹部超音波検査で概ね診断出来るようになったのは大きな進歩てす。

アルコール性脂肪肝自身は重い病気ではないので軽視されがちですが、放置している間に深酒が続いたりすると、急性アルコール性肝炎を起こすようになります。かぜのような症状で受診して、たまたま肝機能検査をしたらGOT，GPTの値が千を越したりして緊急入院した例を経験していますが、1週間で嘘のように良くなっていました。日本の病院は禁酒ですからそれで治ったのでしょうが、原因を取り除いたら病気はすぐに治ってしまうものだと言うことを実感しました。このように脂肪肝の人がお酒を続けていると、知らない内に肝炎を繰り返していて、何年かたつと肝硬変に成ってしまうのだろうと思います。

（b）治療：原因の除去が大原則です。特効薬はないからです。急性脂肪肝の重症例に対しては、輸液や血漿交換など急性肝不全の治療が必要になってきます。慢性脂肪肝の内アルコール性は禁酒が大前提ですが、節酒で成功することも無くはありません。但し継続出来ればの話です。いわゆるフォアグラ型は、運動療法と食事療法で減量することです。薬物性については、服薬中は定期的に肝機能検査を行い、異状があれば直ちに服薬を中止することです。

（c）治療：原則はあくまで原因除去で、肝臓病に特効薬が無い以上薬物は補助手段です。重症例以外は断酒だけで好転しますが、肝障害の回復を早めるために栄養と安静も大事です。高蛋白。高カロリーと言うのが常識になっていますが、蛋白質は体重1キロ当たり1・5gを目安に、しかも3回に分けてが重要です。即ち朝も昼も蛋白質が欠乏しないように心掛けることです。高カロリーの方は、脂肪肝を合併していることも多いのでほどほどが良いと思います。肝臓病と聞くと即低脂肪と言う指導が常識のように普及していますが、これは行き過ぎです。黄疸のひどい時期で胆汁の分泌が無い間は、脂肪は消化しないので低脂肪食で良いのですが、それ以外は低脂肪の必要はありません。第一脂肪抜きで高蛋白の献立に無理があり、食べる方も油っ気が無かったら不味くて続かないでしょう。

実は肝臓にとっては、コレステロールも不足したら大変不利なのです。コレステロールの必要量は1日2gで、その約4分の3は肝臓が作り、4分の1を食事で取っているのですが、摂取量が少なければ肝臓に負担が掛かるわけです。コレステロールは細胞の膜の構成物質ですから、傷んだ肝細胞の修復には平素より余計に必要なのです。

安静についても程度問題で、重症でないかぎり絶対安静の要はありません。大切なのは食後しばらく横臥していることです。小腸から吸収された栄養素が肝臓に運ばれるのは門脈を通ってですが、門脈壁の筋肉は薄くて重力に勝てず、肝臓への配給が横臥に比べて立位では半減するからです。

一時期使われた副腎皮質ホルモンは、その後有効性に否定的な成績が多いのですが、肝性脳症には試みられているようです。激症肝炎の治療には、グルカゴン・インシュリン療法が使われていて、予後が良いという結果が得られています。

問題は治った後です。断酒なり節酒が守られなければ何辺でも再発して、果ては慢性化し肝硬変に移行する運命です。結局アルコール依存症が元病と考えられます。従って依存症が治せなければ真の治療にはならないわけです。内科医で無理な場合は、アルコール専門施設、保健所、断酒会などと連携を取ることが極めて重要です。しかし何よりも大切なことは、本人の自覚と覚悟だと思います。

2 アルコール性肝硬変

肝硬変が種々の慢性肝疾患の終末像で、病変は進行性で予後の悪い病気であることは周知のことです。以前は肝硬変と診断が付いたら数カ月の命でしたが、近年は診断の進歩で初期に発見され、栄養の改善その他で延命が可能となり、5年生存率は50％以上、10年生存率も20％を越していますが、その間に過半数が肝細胞がんを併発します。死因の大部分は肝がん、肝不全、食道静脈出血です。

成因の主なものはＨＢＶ，ＨＣＶとアルコールで、その他に栄養障害、中毒、自己免疫、代謝異状、胆汁うっ滞などがあります。

《症状》：自覚症としては、倦怠感、食欲不振などに出血傾向が加わります。

他覚症状としては、肝腫、脾腫、くも状血管腫、手掌紅斑、女性化乳房、腹壁静脈怒張、浮腫、腹水、黄疸、脳症などが出ます。

臨床検査では、血液のアルブミンとコリンエステラーゼが減り、γ-グロブリン、IgG、TTT，ZTTが増えます。トロンボテスト、プロトロンビン値の低下も特徴です。

診断の決め手は肝生検ですが、腹腔鏡特に腹部超音波検査でも大体見当が付きます。

安静については、非代償性肝硬変の場合は長時間横臥安静ですが、代償性の場合は食後1時間程度の横臥が有効で、その後はむしろ適度の運動が望ましいと思います。

食事療法の原則は肝炎の時と同じです。

薬物療法としては、消化剤、各種ビタミン剤、時に利尿剤、アルブミン製剤、新鮮凍結血漿などを使います。

アルコール性肝硬変の特徴は、GOT／GPT比がウイルス性より高く、γ-GTPが高いこと、その値が断酒により急速に減って、2週間で半減することです。

肝細胞がんの合併率は低いと言われていましたが、1976年の11・8%に対して1985年には25・5%に増加しています。

（4） むすび

以上肝臓疾患の主なものを列記して簡単な解説を試みました。肝細胞がんについては、紙面の関係で割愛しました。

そこで最初に話題提起した増えている肝障害ですが、この中のどれが増えているのでしょうか。臨床の場では重い病気の率が高いのでしょうが、我々健康管理の場では肝硬変も肝細胞がんも滅多にお目に掛かりません。ウイルス性肝炎が問題になっていますが、B，C，Gなど全部足してもせいぜい数%ではないでしょうか。

私は数カ所の中小企業を担当して保健相談をしておりますが、肝機能検査で引っ掛かった者の内、肝炎ウイルスの陽性者はほんの一部に過ぎません。過半数は脂肪肝か軽い肝炎です。その内アルコール性が7割前後で、残りがいわゆるフォアグラです。実はアルコールと分類した中にも、アルコール＋フォアグラと思われる者がかなり混じっています。その証拠に肝障害者の過半数が肥満者です。彼らの生活は、決して遊んでいるのではないのです。残業の連続で心身ともにくたくたになり、一杯飲まなければ収まらないと言っています。筋肉労働はゼロ、ろくに歩いてもいない。毎晩飲んで夕食は夜中という生活です。動かない割に摂取カロリーが多いから太るわけですが、その結果肝臓だけでなく、若いのに高脂血症、高尿酸血症、高血糖などが年々増えていて、先が思いやられます。

この対策はどうしたら良いでしょうか。アルコールが原因の場合は禁酒さえすれば治るはずです。現に成功している人もおりますが、多くは再発を繰り返しています。フォアグラ型が合併していると禁酒だけでは好転せず、減量が必要です。その減量も、動かずに減食したのでは、体重は減っても脂肪は減らず、筋肉が萎縮し骨量が減るだけです。その上肝臓にも不利になって体調を崩し、結局は続かないことになります。脂肪だけを減らしたいのですが、脂肪の燃焼には、本人の最大運動量の5〜6割の運動が必要です。それは速歩かジョギング程度の運動です。だらだら歩きや激しい運動では糖しか使われないのです。では何分経ったら溶け出すかというと、個人差があって十数分から20分経たないと溶け出さないのです。従って毎日1回は途中休まずに20分以上急いで歩くことが必須条件です。20分以上はどんどん溶けるので20分で止めては勿体ないので、30分が望ましいということになります。現に減量に成功した人の4人に3人は肝臓も良くなっています。しかし分かっていても実行出来ない人、或いは続かない人の方が多く、益々太って年々悪化する人の方が多いのは嘆かわしいことです。特にアルコール性の予後が悪く、結局依存症になってしまっているのでしょう。私としては、軽い内に厳しく指導するしかないのだろうかというのが、今回の見直しの結論です。

12 癌にならないために

戦後の主要死因別の表を見ると、脳血管疾患の山は1970年頃から下がりはじめるのに対して癌はどんどん増えていいます。どうしてこんなに増えるのか。何とか予防は出来ないものだろうか。ここでは先ずこの点に付いて、じっくりと考えて見ましょう。

(1)癌の発生、部位、遺伝

癌の発生は遺伝と生活習慣によると言われています。一卵性双生児の片方が癌になると、前後して両方とも罹ると言われていましたが、近年発表された癌発生の調査では、遺伝的関係はせいぜい3割で、あとの7割は環境によると言われています。

癌の部位別発生表を見てみましょう。

《男性の部位別推移》日本の特徴であった胃癌が徐々に減り、肺癌が急速に増えて95年に逆転している。肝臓・大腸・膵臓・胆嚢も増加中である。

《女性の部位別推移》トップの胃癌は徐々に減り、大腸癌が増えて、05年に逆転している。2番目に多かった子宮癌は急速に減って乳癌が増え、85年に子宮癌を抜いた。肺癌も増えているが男性の半分である。肝臓はあまり増えていない。

癌と遺伝の関係はどうでしょうか。

人体には凡そ60兆個の細胞があり、核の中に遺伝を司るＤＮＡが紐のように詰まりこの紐の上に約３万種類の遺伝子がありその内数百種類が癌に関係している。癌促成遺伝子や癌抑制遺伝子である。

(2) 発癌物質（遺伝子に傷を付ける物質）

①有名なのはたばこだが、自然界にも数多くある。カビが生産するアフラトキシンは強力であるが、人類発生以前からあったとされている。
②食品関係：フキノトウやワラビが有名だが、添加物には約40種類あり、食品衛生法で規制されているものの、何種類もの化学物質が併用されているために、複合汚染が課題となる。
③調理産物：魚や肉を焼く時に出る煙に突然変異源物質が出来るので、こげた場所は避ける。
④医原病：医薬品のなかにも多数証明されているが、放射線は重大な課題である
⑤たばこ：現在日本の癌の原因の３割はたばこである。煙草は依存性が強く、やめるのは容易なことではない。たばこの問題は燃焼温度で、５００〜９００度になると化学反応で煙の中に２００種類以上の物質が作られ、その中に発癌物質が幾つも見つかる。ベンツ・ピレン・アントラセン・フローセン・放射性ポロニュムなどである。

⑥ニコチン：これ自体は心臓血管に影響を与え、胃の粘膜を刺激して慢性胃炎を起こし、間接的に発癌を促している。臓器別では、呼吸器と上部消化管への影響が最大であるが、全身に及んでいる。

⑦受動喫煙：吸う時に口から入る煙を主流煙、吸わない時に先から出る煙を副流煙と呼ぶが、副流煙の方が発癌物質が多い。主流煙はたばこの中を通る間にかなり吸収されるからである。現に20本吸う人の非喫煙妻の発癌率は2倍で、胎児や乳幼児への影響は更に心配である。

⑧禁煙は難題：たばこは依存症の中でも一番強いのではないでしょうか。子供達が興味本位に吸うチャンスは良くあるが、最初の一口でむせて止めれば問題ないが、何べんか挑戦しているうちに、うまく吸い込めたらもう依存症です。ただし法律で禁止することは出来ません。趣味を持つことは人権だからです。

⑨未成年者の喫煙は厳禁する：脳細胞の突起は3歳までで出そろい、以後わずかに追加されながら6歳で完全に止まります。ところが18～19歳で追加があるのです。これを元東大脳生理学教授・時実俊彦博士が、「宗教的訓練の突起」と題した著書を出されましたが、ここで良い習慣も悪い癖も回路が出来てしまうのです。この年齢以前からの喫煙は止めがたいので、国を上げて厳禁すべきと考えます。

(3)放射線診断による被曝

放射線は癌の治療にも使われますが、ここでは放射線診断について述べます。

①医療被曝

放射線が人体に有害であることは周知のことですが、しかもその需要は増える傾向です。我々は被害を最小限に止める努力が問われています。

イ、被曝の急性影響：皮膚紅斑・脱毛・白血球減少・貧血・不妊等

ロ、晩発影響：白内障・白血病・癌・胎児への影響等

ハ、妊娠時期：初期は流産・2か月以前は奇形児・2〜4月は精神発育の遅れ・以後は身体発育の遅れ

②被曝許容量

国際放射線防御委員会で決められた1年間の許容量は、1ミリシーベルトであるが、放射線診断には制限が無い。リスクよりメリットが大きいという理由によるものです。

③診断部位による平均被曝量（国連科学委員会報告1988年）

胸や腹部2方向：0・5ms　脊椎4方向：2・4ms

胃透視診断：4・15ms　注腸透視診断：7・81ms

腹部CT：7・6ms

以上から放射線医学総合研究所では、35歳以下の胃透視は、早期発見のメリットより発癌のリスクの方が大きい。日本人の放射線被曝は欧米の2倍もあると警告し、WHOは、日本の被曝による発癌は米国の4倍、英国の5倍と発表しています。

④被曝対策

《結核健診》先進国の結核のピークは19世紀でしたが、日本だけ20世紀の半ばでした。国民の健康診断の普及は世界に先駆けたものですが、当然のことながら結核健診が中心で、胸部X線が必須項目でした。戦後結核が急減したのはその成果もありますが、今や未感染者が８割以上の時代に、毎年義務化されているのは時代錯誤です。対策を急ぐべきですが、私は以前からツベルクリン検査に変更を提案しています。陰性ならX線は拒否すべきですし、初感染者は要注意者とします。

《女性は慎重に》将来生まれ出る可能性のある卵細胞は子供の時から卵巣内にあるからです。

⑤臨床の場での対策

問診・打診・聴診で診断が付く病気は多い。結核を否定出来ない場合は、痰の検査をしておくと、後から結果が判明した場合も感染を防げます。

⑥大腸癌健診の現状

35歳以上の従業員全員に、大便の潜血検査が行われ、陽性者は注腸透視が指示されます。大腸癌が否定出来ないからなのですが、被曝は相当で費用も高額です。

潜血反応陽性は全例の５%で、注腸透視で発見されるポリープはその１割です。ポリープは癌になりやすいので取れば予防なりますが、発見される癌は1万人に２人です。

ここで私が産業医を担当している企業の例を提示しましょう。

イ、排便後拭いた紙を見ること：血が付いていていたら。１週間延期すること。肛門の粘膜についた血液はかさぶたとなり、そこを通る大便には微量の血がつくからです。

ロ、3回連続して提出し、陰性なら心配ない。
ハ、便の観察を習慣とする：特に粘液（ベトッとした水飴ようの物が続いたら要精査。
ニ、精査は内視鏡検査を選ぶ：発癌の危険が無い。

(4)胃癌大国日本

胃癌の死亡率が減りはじめた1990年のWHOの調査で、日本は米国の8倍でした。どの先進国と比較しても5倍以上でした。原因は先ず食文化が問われます。日本の夏期は高温多湿で稲作に適し、1粒が100粒以上に成りました。穀物全般に有利で、麦類も50倍以上です。その反面山野の雑草は背丈ほど伸びて家畜の口に合わず、肉を食べない民族です。海産物に恵まれていますが、海岸から数キロはなれた農山村では手に入りませんでした。大都会は別格でしたが、例えば長野市で初めて刺し身がたべられたのが1889（明治22）年とされています。天然氷に詰めて運んだのです。

日本人は稲作民族で国民の大部分が重労働でした。高カロリーを必要とし、それを一升飯で補いました。これは栄養学上必要量です。米が消化吸収されて血糖値が上がると脳の満腹中枢が働き、それ以上食べられなくなります。その前に食べ終わるためには早飯が必要です。父親は息子に早く食べないと大きくならないぞと早飯を強制します。母親は、娘が嫁に行く前日に、箸は最後に取り、一番早く片づけるようにと諭します。早飯を美徳とする国は日本だけのようです。今でも食事の時間を考慮していない人が多く、粗食のくせに世界一の胃腸病国で胃潰瘍もトップです。

①世界一の好塩民族

一升飯のもう一つの弊害は塩の採りすぎです。大量の飯を少量の副食で食べる為には塩辛い物がふえます。おまけに日本の米は味が良いので塩さえあれば美味しい。にぎり飯が良い例です。外国産米では無理です。戦前の塩の摂取量は20グラムぐらいでした。これが胃癌の発生を促していた要因です。減塩運動が始まって長いのに未だに1日12グラムです。WHOの指導では1日必要量は0・5グラム、理想は3グラム、5グラム以上は有害と発表されているのです。

日本人が如何に胃腸を苛めているかは一見して判ります。例えば胃下垂は女性の8割に見つかります。余り多いので義順をかえていますが、それでも6割は胃下垂です。胃の集団検診は先ず間接撮影で振るい分け、その判定は専門医に依頼しますが、9割は慢性胃炎です。以上から従来の食習慣が消化器を酷使し、塩漬けが胃の粘膜を癌化させたと思われます。

②胃癌予防のヒント

イ、癌の国際的疫学者平山雄博士の27万人に及ぶ他年の調査で、20本以上の喫煙でも牛乳を毎日2合飲む人は、非喫煙・非飲用者より胃癌死亡率が低かったのです。

ロ、緑黄色野菜を毎日取る人は、酒・たばこに肉食でも癌が少ないことが証明されました。

③胃癌大国の汚名を返上しよう

イ、禁煙・節酒で減塩に徹する

ロ、毎日牛乳2合と緑黄色野菜

ハ、蛋白質・ビタミン・ミネラルを確保しながら腹八分目
ニ、こげた部分とカビを避ける
ホ、消化を司る副交感神経を働かせるために、食後暫くは交感神経を使わないために嫌な話はしない
ヘ、毎日20分の有酸素運動

(5) 便秘が大腸癌の発癌実験

厚生統計協会は、結腸癌と直腸癌に別けて85年・95年・05年の10年間隔でその実態を発表しました。この20年間で男女とも2・1倍に急増しています。マスコミでは食べ物の欧米化一本槍で、旧来の日本食が理想と宣伝していますが、私は納得していません。大腸にたいするたばこの影響は少ないのですが、飲酒は量が問題です。日本人の適量は1合で、大量飲酒は食も乱れます。

①急増の原因探究

世界の専門文献5000件のまとめで、悪影響を+1、+2、+3とし、好影響を−1、−2、−3で表した。その表で見ると、大腸癌は肉と飲酒が+2で、卵とたばこが+1です。逆に野菜と身体活動が−3で、果物が−1です。身体活動が必要なのは当然です。私はここで便秘を取り上げたいと思います。便秘は発癌物質を長時間作用させる人体実験をしているようなものです。

②大腸の生理学

イ、糞便は下降結腸やS状結腸にあって直腸には存在しません。これはS状結腸と直腸の間の輪状筋が糞便の通過を止めているためです。

ロ、大腸の蠕動運動は朝食後のみ：大腸下部に溜まった固形便を蠕動運動で直腸に送りこむと大脳の排便中枢が刺激され、便意を感じて排便となる。

ハ、便秘は発癌実験：下部大腸は24時間糞便と接していて、便秘になれば何倍にも増えるからです。

ニ、大腸では多数の化学物質による化学反応で発癌物質が出来ます。

ホ、女性の大腸癌急増は便秘と関連：日本の女性は内臓下垂が顕著で便秘を増やしています。

③大腸癌予防は便秘解消から

イ、起床時ひやした牛乳１杯か粗塩小さじ１杯を溶かした冷水１杯を飲む。眠っている胃を驚かすと、反射で腸の蠕動運動が始まる。

ロ、朝食を欠かさない

ハ、朝食後トイレで粘る

ニ、腰椎の両側を上下にこする：腸を動かす神経が腰椎の両側から出ている

ホ、就寝時と起床時に腹部のマッサージ：左右の腹部を圧迫する

へ、市販の便秘薬は３００種類もあるが、副作用の無い薬はないので最小限にする

ト、体を動かさないことが不利なのはいうまでもないでしょう。

(6)自己検診で防げる乳癌

わが国の女性の癌では、子宮癌、とくに子宮頸癌は減りつつありますが、乳癌は年々増加中です。特に働き盛りの女性の癌死亡の第一位です。但し米国では8人に1人が乳癌をわずらっているのに対して、日本は25人に1人で、世界では少ない方です。

①子宮頸癌は内風呂の普及で減った

子宮頸癌の原因は局所の不潔と言うのが定説です。沖縄では内風呂が無いことが原因と言うことが裏付けられています。スリランカでは女性の癌の30％は子宮頸癌ですが、生活の清潔度が問われています。子宮頸癌が多発する東南アジアでは、生活水を遠くの川まで酌みに行くこと、ベトナムの入院の患者の調査では、体を洗うのはたまにクリークでと答えています。日本は内風呂の普及で減りました。

②乳癌は30年で1・75倍に増えた

厚生統計協会の年齢調整死亡率では、1975年6・5、85年7・6、95年9・5、05年11・4であり、最近の30年間で1・75倍に増え、増加の原因は脂肪の採りすぎで片付けられているが、日本には当てはまりません。以前から欧米では修道女に多いことが話題になっていました。その裏付けとして、授乳回数が少ないほど乳癌発生が高率であることが分かっています。

戦前の実験で、ウサギの乳房に癌細胞を接種して発癌を見ると、出産後授乳させなかったのが最多で、次が子無しです。人間でも同じで、第一子で人工栄養の発癌が最多で、独身者と不妊の人が続き、子だくさんには乳癌は見られません。更に中絶経験者には多く、晩婚者にも多いのが特徴です。

第三章

医療の基本は自然治癒力

川上立太郎／ほか

この章は、『サンデー毎日』に２００１年５月から２００６年４月まで、２４６回にわたり連載されたものの中から、厳選したものです。（引き続き、２００６年５月から２００８年８月まで、同じメンバーによる「読む予防薬」が連載されました）

したがって、当時の社会情勢といささか異なる部分については、字句の手直しなどをおこないました。

また筆者の吉川孝三郎弁護士は、長年の心身の疲労の蓄積により、現在弁護士会を退会し病気療養に専念しています。したがって肩書き等は、執筆当時のものです。

連載をはじめた頃から８年以上経ちました。当然のことながら歳をとりました。そんななかで、最年長の川上医師が、現在も『東奥日報』に「97歳　川上立太郎　健やかあおもり　長寿のこつ」を連載中です。

《「医原病」とは医療行為が原因となる疾患》

川上立太郎

1 脱病院化社会へ

Q　医療事故が起きるたび、医療に不安を募らせています。医療側はなにか対策を講じているのでしょうか。

A　医原病とは、医療行為が原因となって生じた疾患です。医原病は必ずしも医療過誤ではありません。合理的な診療を慎重に行っていても、ある確率で起こることは避けられません。薬自体が人体には異物であって、食べ物とは違うのです。診断上行われる臨床検査も、排泄《はいせつ》物の検査以外は多少なりとも人体に侵襲（身体への負荷）すなわち悪影響を与えます。

ましてや外科手術ともなれば、相当大きな侵襲です。要するに医療そのものが両刃の剣であって、それを承知で行っているのが現状です。そして医学が進歩するにつれて医療行為は増加していますから、医原病も増える一方です。

ここでご紹介したいのがイヴァン・イリッチの著書です。25年前に、英米仏独で同時出版され、

1年以内に世界12カ国語に訳されて医療界の中心課題となった本です。表題は英語版は『メディカル・ネメジス』。医学の復讐といった意味で、独語版では『健康を損なう医学』となっています。日本では3年遅れて、都立松沢病院元院長の故金子嗣郎博士が訳され、『脱病院化社会』と題して晶文社から出ました。

イヴァン・イリッチはウィーンの生まれで、ローマの大学で司祭になった後ザルツブルク大学で歴史学の博士号を取り、ニューヨークのカトリック大学の副総長を務めた後文化交流センターを設立して各方面に指導的研究業績を発表しています。

彼はまず教育問題を取り上げて『脱学校化社会』を著し、現代の学校教育は学歴社会向けであって人間を教育していないと指摘しています。

「人間らしく共存すること」では、拡大する経済発展が、資源不足、膨大な廃棄物が環境を破壊し、人類の急速な破滅を警告している。

『メディカル・ネメジス』は、600に及ぶ一流医学系専門雑誌と最近出版された研究資料を一つに体系化したものです。ここで著者は、今や先進国は医療産業社会になり、人間が人間らしく生まれ、人間らしく育ち、人間らしく死ぬ余地がなくなった。医療費の加速度的伸びが、国民を脅かすと述べています。

著者はこれらすべてを医原病ととらえ、臨床的医原病、社会的医原病、構造的医原病の3群に分けています。

臨床的医原病はどの国でも増えているが、例えば米国では大学など研究病院に入院した子供のうち5人に1人は要治療の医原病になり、30人に1人はそのために死亡している。そのうち半数は薬物治療で1割が診断用検査が原因であった。更に無駄な医療を問題にしていますが、米国の厚生省の調査で80％と報告され、これは無駄だけではなく有害でもあるとしています。

次に社会的医原病とは生活の医療化であって、人間が医学に頼り過ぎて、痛み、病気、死について主体的に取り組む姿勢が次第になくなっていくことを指しています。原因は、薬剤と医療機器の生産過剰にあるとしています。

最後の構造的医原病は、薬品製造業者、医療機器製造業者と医師会の特権階級が、今やマフィアとなっている、としてこう続けます。

人間はある程度痛みに耐えられるのに薬を飲む。しかし痛みは人間生活において一つの役割を持っている。医者が病気は根絶可能と約束するので、国民は病院に頼る。適切な栄養、適度な運動をしてストレスを避け、常識的な生活をすれば、それほど医学に頼る必要はないだろう。現状は、病気と主体的に取り組むことができなくなり、診療も機械化されて医師対患者関係が破壊され、人生の最後も、最も人間らしくない死に方になった。国民の利益は国民自身で考えねばならない。極力服薬しない、余分な手当ては受けない、入院を長引かせない。清潔な住宅、調和の取れた食事、適度な運動と労働で健全な生活を送り、自然に死ぬ環境を自分で作ること、と結論付けています。

医療側はこの意見を謙虚に受容すべきだと思います。

[2]「良医の条件」——機長も医者もキングか？

Q　看護師による医療事故が目に付きます。その裏で、医者の責任逃れとコミュニケーション不足を感じます。

A　ある雑誌（『文藝春秋』2000年12月号）で、慶応大学・近藤誠先生の「医療事故・医者につける薬はない」を読みました。「相次ぐ医療事故を看護師の罪にしてはならない」とあるのは全く同感です。

近年、大病院は事故防止の研究に取り組んでいます。調査に協力的なのは、圧倒的に看護職が多く、医者は非協力的とのことです。マニュアルが後から後からできて、急速に軌道に乗ってきたようですが、事故は減っていないそうです。

事故管理においては大先輩である航空会社の報告でも、マニュアル化は限界で、事故は減っていないといいます。

いわゆるワンマン機長が絶対権を持っており、注意しにくく、それが事故につながるケースが多かったとのこと。話し合いをし、訓練を積んで、並列な人間関係に変えてから、事故が減ったそうです。

医療現場も全く同じではないでしょうか。人間だれでもウッカリしたり、ハッとすることはあるものです。そこで気づけば問題ないわけです。

医者が患者の処置をしている時など、患者の表情の変化に気づくのは看護職の方でしょう。入院患者の場合、四六時中、患者の様子を知っているのは、医者よりも看護職です。医療チーム間の意思疎通が欠けていては、事故につながらないまでも、患者の身になったら、何ともやり切れないことです。

機長がキングであるように、医者もまたキングになっているのではないでしょうか。

遅ればせながら、この問題を徹底的に検討・改革することが、事故防止の先決課題だと思います。

ここで思い起こすのが、故吉田富三博士の残した「良医の条件」です。博士は社団法人日本医学協会の初代会長を務められましたが、国際病理学者であっただけでなく、医療問題にも卓越した見識の持ち主でした。

亡くなる直前の講演「医者は社会の優越者ではない」は、医療関係者にとっては貴重な戒めであり、国民にとってもまた、医療を自分たちのものとして取り戻すための大きな参考になると思うので、ご紹介します。

「医師と患者との間では、医者は絶対的の優越者である。患者は完全に受け身であり、医師が何をしようとも、これに対して無防備である。患者は唯一の生命と生活を、主治医の考え方に一任している。これほど厳しい職業はない。医師はこの職業的に与えられた優越性に奢《おご》ってはならない。逆に謙虚にならなければならない。対患者に限定性を思い誤って、一般社会でも優越性の特権をもつごとき錯覚に陥ったら笑止千万である」

この戒めは医者にとって誠に痛いところを突いています。名医であっても横柄な医者は有害です。臓器は治しても人を癒《いや》してはいません。横柄さに気づかずに自分は謙虚だと思っていたら、世のひんしゅくを買います。

謙虚であろうとする具体的な方法は、他の専門を尊敬することだと思います。子どもや痴呆老人に見える人に対してもです。それにはまず医療現場から見直すことです。例えば看護師を医者と並ぶ専門職として尊敬し、権限を持たせる方向に努力しない限り、解決しません。

この戒めは医療関係者全体に必要ですが、看護師が無意識のうちにトラの威を借りるキツネになっているのが現状です。患者に向かって同僚に対するような言葉遣いが出るのはその証拠です。

日本医学協会では、定款を改定。会員資格を医師部門、看護部門、その他の事務・薬剤など支援部門の3本立てとし、お互いに全く同格の立場で出直すことにしました。「隗《かい》より始めよ」、で、まず医療者の意識改革が必要と考えたからです。

3 患者の負担をできるだけ減らす――検査の考え方

Q 検査にも事故があると聞きます。必要最小限の検査で診断はできないものなのですか。

A 私は1938（昭和13年）に大学を出て、東大医学部伝染病研究所（現・医科学研究所）の付属病院に着任して臨床を勉強しました。受け持った患者について、いかに少ない侵襲（身体的な負担）で正しい診断をつけるかを、仲間と競ったものです。

それにはまず問診です。どんな症状がいつから始まったか、どのような経過をたどったかなどです。次に、既往歴といって以前にかかった病気と、家族歴も参考にします。

その次に、患者自身が見た所見について聞きます。熱は、脈は、呼吸数は、のどは赤いか、舌は白いか、尿や大便の色は——などです。舌やのどの色、扁桃腺《へんとうせん》の普段との比較は本人でなければ医者には分からないからです。

この自己観察をしていない場合は、これがいかに大事であるか、一生涯の健康維持のためにそれを指導するチャンスでもあります。

ここで考えられるいくつかの病気に絞って診察を行うわけです。診察には視診、触診、打聴診などがあり、病気によってはさらに詳しい診察法があります。

ここまでで診断のつく病気はいくらもあります。診断がついたら自然治癒力を促す養生法を指導し、「治すのは本人の努力である」ということを伝えます。これで治れば患者は幸せですし、医者にとってもこれで食べていければ医者冥利に尽きます。このモデルが英国とドイツの家庭医制度。その条件は医薬分業と〝重装備〟禁止です。薬を扱ったら薬漬けは防げませんし、重装備は資本償却で検査漬けを免れません。

問診と診察で診断がつかない場合は臨床検査を行うことになります。臨床検査には検体検査と生体検査がありますが、一番侵襲の少ないものから選ぶのがスジです。まずは尿、大便、痰《たん》など排泄《はいせつ》物。血液もこれに準じますが、更に必要な場合は髄液、胸腔液、さらには臓器に針を刺して組織の一部を採る生検などもあります。生体検査には血圧、心電図、レントゲン、内視鏡、CT、MRI、超音波などたくさんの種類があります。

これら臨床検査の進歩開発による恩恵は目覚ましいものがありますが、どれも多少なり侵襲があり、危険を伴いますので、最小限で診断をつける努力が必要です。

その例としてレントゲン検査を取り上げてみましょう。

放射線被曝《ひばく》量の1年間の許容量は1ミリシーベルトです。これは国際放射線防御委員会で決められたものですが、X線診断では上限なしです。リスクよりメリットが大きいからという理由です。それでは1回の検査で何ミリシーベルト浴びるのでしょうか。胸部X線2方向では0・5ですが、胃間接撮影は10枚で3・0です。日本人は胃がんが世界一多いので胃検診が流行しましたが、科学技術庁の放射線医学総合研究所では、35歳以下の胃検診は早期発見のメリットよりがん発生のデメリットの方が大きい、日本人のX線被曝は欧米の2倍であると警告しています。

胃の間接撮影は一種のふるい分け検査ですから、要精査が2~3割は出ます。その多くは胃のX線透視に回されますが、1回で数十ミリシーベルト浴びることになります。直ちに急性障害が出るわけではありませんが、許容量の数十倍です。

近年血液で行う胃がんの早期発見法が開発されています。ペプシノーゲン法と言って、微量の血液で安くでき、X線法より発見率が良いくらいです。もっとも末期がんについては弱いので、組み合わせが必要です。

結核検診についても、いまや30代の未感染者が8割以上といわれている時代に、企業の行う定期健診に胸部撮影が入っているのはムダであるだけでなく有害ではないでしょうか。ツベルクリン検査で追求するのが理想です。特に女性の場合は慎重に対処すべきです。将来産まれ出る可能性のある卵細胞は子供の時から卵巣内にあるからです。

4 「濃厚診療」の背景は？

Q　日本の医療は、世界一の濃厚診療といわれています。なぜでしょうか？

A　濃厚診療とされる現実は、否定できないと思います。濃厚診療を考えるとき、やはり日本の医療・医療制度を考える必要があります。

日本はむかしから、東洋医学で育ってきました。これは欧州の診断医学に対して、治療医学と言えると思います。

殿様の診療には、脈を診るのも失礼でできなかった、という話もあるくらいです。

それに対して欧州の方は、紀元前から診断に力を入れ、どうしても分からない病気は、亡くなるのを待って解剖して、原因を見つけた医学です。

東洋医学は病気を陰陽の二つに大別し、症状をいろいろ聞いて、これは陽の病気だろうと思われると、陰の薬の漢方薬を、2日間強力に与えて経過を見て、それが当たれば維持量を処方します。逆の場合は、陽の薬を強力に2日間処方し、それが当たれば維持量を処方するというやり方です。

従って、お医者さんに行くのは、薬でその苦痛を治してもらうという考えです。

明治になって西洋医学を学んだ医者が一挙に増え、医師会ができて、慣行料金を相談した時に、診察料をわざと「ただ」にしました。それでなくても敷居の高い西洋医にかかる患者は、今まで診察料という習慣がないので、そういう工夫をしたわけで、薬代で診察料を取りました。薬九層倍《くすりくそうばい》になったのは当然です。

大正11（1922）年に健康保険法の案が交付された時、医師会は営業妨害と主張して反対しました。その後、医師会は未払い患者が保険でカバーされると考え、歓迎して賛成することになりますが、その点数内容は再検討していません。慈善事業だからいくらでもいい、と考えたのだと思います。

終戦後は保険診療が急増し、サラリーマンは全員保険となり、社長といえども保険でかかる世の中になりました。

保険医は窮乏の時代を迎えました。なにしろ診察料がただのように安いので、ゆっくり診察していられない。やむをえず時間を短くして数をこなす。養生で治した方が良いのに、それを伏せて投薬をする、家庭にある市販の薬で様子を見ることができる場合でも投薬をする。自然に薬漬けになっていきました。

政府は、赤字急増に困って、薬の利幅を狭め、何回も制限診療を発令します。

医師側は、やむをえず注射漬けにするようになったわけです。小児科で赤ん坊が熱を出してくると、かならず3本の注射を筋肉にしたものですが大腿筋が硬直して訴えられ、それ以来注射が流行《はや》らなくなって、今度は検査漬けになりました。

一方、病院は室料があまりに安いので、やむをえず外来で稼ぐことになり、1日の外来患者数が病床数の何倍という病院はざらですが、これは重症患者の救命に必要な病院の使命に反することであって、世界に類を見ないことです。

これは何よりも病診連携を妨害する第一原因です。すなわち、診療所と病院を対立させることになる。分かりやすくいえば、外来患者の奪い合いです。開業医は病院に患者を取られたくないので、患者を抱えこむことになります。

ところが、病院に通う外来患者は、病院の重装備による、いろいろな臨床検査に幻惑されて、簡単な病気でも、開業医が心もとなく感じ、病院にますます行く傾向があります。

それに対して開業医は後から後から重装備をして対抗しています。

これは一見、患者にとっては便利なようですが、その投資の償却のために、つい過剰検査となり、両方でますます検査漬けを促進しているのが現状で、水面下で医原病が増え放題、ということになります。たとえばレントゲン検査の数では、日本は他の先進国に対して2倍ですが、これなどは被《ひ》曝《ばく》問題で重大です。

5 医薬分業はなぜ必要なのか

Q　薬剤師です。世界では常識の医薬分業が、どうして日本では遅々として進まないのでしょうか。

A　1990年4月の『朝日新聞』に、医薬分業をテーマにした記事が載りました。スイスのある村で取材した話は、今読んでも示唆に富む内容です。要旨を紹介しましょう。

×　×　×

医薬分業が定着しているスイスですが、人口1200人のその村には薬局が一軒もありませんでした。A医師は開業するに当たり、知事から投薬権が認められました。特権ですが、A医師は意外な言葉を漏らしたといいます。

「医師による投薬は道徳的におかしい。薬には副作用がある。医師には患者の病状に最も合った薬を最小限しか使わない使命が課せられている。だが薬を選べる医師が投薬権を握っていれば、必要ない薬まで処方し、利益を得ることができる。このことに患者は気付かない。この薬を出せばいくらもうかるか。私の毎日はこの誘惑との戦いである」

A医師の患者数は1日平均20人で、2割には薬を出さなかったそうです。出す場合も多くが1～2品目。それでも、A医師は「処方箋《しょほうせん》だけを渡していた時に比べたら処方内容は変わった」と、自身の堕落を恥じていたそうです。

× × ×

13世紀から医薬分業を実施しているイタリアの保健省の説明は「医療は倫理、医薬品の販売は商売。この相反する二つが一緒になるなんて考えられない」と明快です。

医薬分業の起こりは、1240年にシチリアの王、フリードリッヒ2世が5カ条の法令を出したのが始まりです。第1条には「医師が薬室を持つことを禁じ、薬剤師との共同経営を禁ずる」とあります。本当の目的は当時、頻発していた「毒殺」を未然に防ぐためだと言われています。

さて、日本では、明治の初めにドイツの陸軍軍医ミューレルと海軍軍医ホフマンが来日し、政府の諮問に建白書を出しています。彼らは医薬分業の必要性を唱え、それを取り入れた1874（明治7）年発布の医制では「医家より薬品を売るのを禁止し」と謳《うた》われました。しかし、当時、日本に薬剤師がいなかったため全くの骨抜き状態でした。1890（明治23）年、国内初の薬剤師がようやく誕生しましたが、医薬分業が徹底されることはありませんでした。この問題は戦後も長らく放置されたままでした。そして、厚生省（現・厚生労働省）の医薬分業の推進政策によって、それが認知され始めたのはごく最近のことです。

それにしても、世界では〝常識〟の医薬分業が、どうして日本ではなかなか実現できなかったのでしょうか。

西洋医学は診断医学で、医師は診断料で生計を立てていました。それに対して明治以前の日本は、東洋医学の流れをくんだ治療医学でした。ですから診断料ではなく、薬代でまかなっていました。薬師《くすし》と呼ばれたゆえんです。

明治の初めに医師会を組織するに当たり、西洋医学の普及のために診断料を無料と決定した経緯があります。その後、次第に診断料を取るようになりました。その金額は医師によってまちまちでしたが、1927（昭和2）年の医療保険制度の導入に伴い、診断料を決めるのに当たって、タダのような診断料になってしまったのです。医師会が静観の立場をとったのが、その原因のようです。

敗戦後の困窮時代、医者はタダのように安い診断料では生活できないことから、やむを得ず診察時間を短くし、患者を薬漬けとすることで、糊口《ここう》をしのいできたのです。さらに増幅させたのは、被保険者の十割給付です。治療の第一責任者は患者本人ですし、治療の要諦《ようてい》は一に養生、二に看護、三に薬で四に手術の順です。人間は弱いものですから、無料は本人から責任観念を奪い、養生を怠って薬に頼ることになります。

その結果、日本の医療は「検査漬けで世界一の濃厚診療」と不評をかっています。

私は30年来、医療問題の電話相談を経験してきましたが、そこで気になるのは、薬の副作用を心配している人が多く、医者は薬で儲《もう》けていると思われているようです。

薬漬け医療が続く限り、医原病は増える一方です。現状の医療を改めるためにも、医薬分業が一日も早く達成されることを願っています。

6 「医事は犠牲を伴う」——医療の本質

Q　医療は病む人のためにあると思います。医師として医療をどのようにお考えですか。

A　まったくご指摘の通りです。このようなご質問が寄せられること自体、今日、医療が抱える問題は根深く、多岐にわたっているのでしょう。ここで医療の本質を考えてみましょう。

患者が医師を選ぶのは当然の権利です。しかし、普通の患者にとって、医師の学識や技量を正しく判断しようとしても、なかなかできるものではありません。まして自分のために誠心誠意対応してくれるのかどうか、医師の心の中まで読み取るのは不可能です。そうしたなかで、患者は必然的に医師を信頼して、命も人生も預けるしか手立てはありません。率直に言ってしまえば、何ら担保のない「盲目的信頼」です。実はこれが医療の本質なのです。

裏を返せば「盲目的信頼」を寄せられた医師は、重大な責任を負うことになります。医師は、患者を治療することだけに専念し、それ以外のことに一切顧慮することなく、患者の信頼に献身的に応える義務が課せられます。

ただし、医師が「正義と仁術」の義務を果たすためには、他の人たちと同様に自己の職業に依って生活する権利があります。言うまでもなく、正当な報酬がその基盤なのです。ですが、報酬に関係なく奉仕できることが医師の名誉でもあります。医師にとって最大の喜びを感じる瞬間は、正しい診断に基づいて患者の治療がうまくいったときです。実は最高の報酬は患者からの感謝の言葉なのです。

医療の本質あるいは原点を教えてくれる箴言《しんげん》は、医聖ヒポクラテスの時代からたくさん言い伝えられています。いくつか列挙してみましょう。

「医事は犠牲を伴う」「医業は自分の利益よりも患者の利益が優先する」「伝染病に感染する危険も、休息の希望も、患者の貧乏も、断る理由にはならない」「病気は災難なのであるから、最小限の侵襲（外部からの刺激）で診断し、最小限の投薬や処置で治療することを目標とすべし」――などです。

それにしても、国民一人一人が信頼できる医師をちょうど〝お抱え医師〟のように持つことができたらどんなに安心なことでしょうか。実は戦前までは、そうした医師と患者の関係が当たり前でした。一変したのは敗戦後、医療保険制度が一挙に普及し、報酬が「出来高払い」になってからのことです。

日本の医療保険制度には大きな欠陥があります。「出来高払い」に加え、技術料、特に医療の中心である診察料がタダのように安く設定されていたのです。そのため、勢い1人にかける診察時間を短くしてとにかく診察人数をこなさなければ経営が成り立たない状態になっていたのです。その結果、何が起きたか――。日本人は世界一の薬漬け、検査漬けの国民になってしまったのです。一例を挙げれば、その検査漬けのおかげで、放射線の被曝《ひばく》量は他の先進諸国に比べて何と2倍です。これでは医療費のみならず、医原病も増えるばかりです。おまけに肝心の医療保険制度自体が破綻《はたん》に瀕しているのは周知の通りです。

私はこんな夢を抱いています。夜中でも電話一本で相談に乗ってもらえ、必要ならいつでも往診に来てくれる家庭医制度の創出です。それも報酬は定額で、医師の側にとっても受け持ちの人たちが病気にかからない方が実質的な収入が上がる、といったようなシステムはどうでしょうか。

モデルは英国の「人頭式」と呼ばれる制度です。国民は希望の家庭医に登録し、家庭医はその患者の健康に責任を持っています。問診に時間をかけて、万一、即日診断がつかない場合は経過を診たり、専門医を紹介したりします。

一方、「家庭医」制度が徹底しているドイツでは、国民の9割以上が「医療に満足」しています。家庭医は全科にわたって初期診療が可能な医師で、専門医はなれません。検査機材の〝重装備〟は禁止です。資本をかけたら償却のために患者を検査漬けにしてしまうからです。入院は、初めの2週間は一部負担ですが、2週間を超すと無料になります。重い病気こそ、貧富の差なく十分な治療が必要である、という思想が徹底しているからでしょう。

7 「かかりつけ医」「家庭医」って何？

Q 「かかりつけ医」「家庭医」といった言葉を耳にします。何か違いはあるのでしょうか。

A 一般には、この両者は同じような意味にとられているかもしれませんが、場合によってはかなり違ってきます。例えば病院の医師がかかりつけ医の場合は、家庭医とは言えないでしょう。ならば、開業医なら「家庭医」かと言えば、そうでもない。実は日本には家庭医は存在しないと言われているのです。

日本では医学部を卒業して医師国家試験をパスすると、大学病院のどれかの医局に所属して、

「専門医」として研修を行います。近年は専門分化が激しく、同じ内科と言っても臓器別に細分化し、大学病院では内科だけでも10種類ほどに分かれています。したがって全科を診る医者は育っていません。欧米では「家庭医制度」があり、3～4年間の総合的な研修をして「専門医」としての「家庭医」を養成しています。患者の9割は彼らが診ているそうです。

日本でも1985年に、厚生省（現・厚生労働省）に「家庭医に関する懇談会」が設立され、2年後に報告書が出て、家庭医に求められる機能として次の10項目が示されました。

一、初診患者に十分対応できる

①初診段階で的確に診断できる

②コモンディジーズ（風邪などの普通の病気）の治療を行う

③必要に応じ適切な医療機関を紹介してくれる

二、健康相談および指導を十分してくれること

三、医療の継続性を重視する

四、総合的、包括的医療を重視

五、これらの機能を果たすうえでの適切な技術水準の維持

六、患者に安心感を与えること（医師と患者の信頼関係）

七、患者の家庭など生活背景を把握して全人的に対応する

八、診療について納得のいく説明をしてくれること

九、必要なときにいつでも連絡がとれること

十、地域医療を重視する（在宅医療や福祉との連携など）一、四、五で、どんな病気も一応の見当がつけられる知識を持つことと、生涯学習が義務付けられています。

問診に十分な時間をかけて原因や誘因を聞きだし、打聴診や触診などに努めて最小限の検査で診断することが求められています。初診患者の過半数はコモンディジーズ（風邪などのありふれた病気）ですが、これは家庭医が自然治癒力を促すための養生法を教えて、自分で治すよう指導することです。ただしこのような診療を行うには平均30分は必要です。

二、三、七は、その時の病気を治すだけではなく、一生涯の健康をどのように守っていこうかと言うことです。

六、八、九は、これこそ医療の原点であって、なかでも家庭医の特徴は夜中でも電話一本で相談にのってもらえ、必要に応じて往診してもらえることです。

国民の大多数が家庭医を持つことができたら、診断も治療も最小限の侵襲（手術など外部からの刺激）で済み、医原病も減り、むだも省けて医療費は激減するはずです。

残念ながらこの家庭医の構想は、医師会の反対で立ち消えになってしまいました。

その後、医師会もこの必要性を無視できず、「かかりつけ医」という呼び名を提案しましたが、国民の大病院志向はますます進む一方で何の改善も見られません。

都心の住民は、休日や夜間は医療砂漠だと嘆いています。とっくに現役をひいた私のところにも時々電話がかかってきますが、かかりつけの医師の勤務時間外は、急変があっても電話の相談もできないのが現状です。

国もこの家庭医の養成を目指して、2004年から卒業後の研修を義務化しました。各科を回って初期診療の技術を身につけるのが目的です。かつてのインターン制度と違う点は、その間アルバイト禁止と有給にしたことです。2年間では不足ですが、卒業生の半数以上が家庭医を目指してくれたら、医療体制の改革も夢ではないと思います。

2003年になって、国保中央会が「家庭医的機能」を提案しました。医事評論家の水野肇氏がまとめた案で、開業医の中から、家庭医的機能の研修を受けることと生涯学習を条件に、報酬体系の整備と病院・診療所の機能分化の推進を国に提案しています。

8 時間をかけて問診すればここまで分かる

Q　検査をしないでも、中身の濃い問診と打聴診を行えば、病状の診断は可能だと聞きました。どういうことなのか、教えてください。

A　時間をかけて問診できると、たいていの病気は見当がつきます。原因や誘因が分かると治療にも有利です。

実例を紹介しましょう。質問しているのは医師。答えているのは、患者として訪れた34歳の主婦の方です。

×　×　×

――どうしましたか。

「咳《セキ》がひどく熱があります。肺炎でしょうか」

――いつどんな症状で始まったか経過を話してください。

「3日前から喉《のど》が痛くなって、熱が37度5分でした。翌日から声がかれ、咳が出始めました。昨夜は咳がひどく眠れなかったのです」

――痰《たん》は出ますか、色はどうですか。

「からんでいてなかなか出ません。色はついていません」

――胸か背中で痛いところはありませんか。

「ありません」

――先ほどから拝見していると、別に息苦しそうでもないし、呼吸数も20以下ですから肺炎は心配ないでしょう。風邪のウイルスが咽頭《いんとう》から気管支まで入ったのでしょう。喉は少し赤いですね。ご自分で見ましたか。

「見ていません」

――普段との比較は自分でないとわかりません。尿や大便の色や様子も毎回見る癖をつけてください。

「初めて知りました」

――聴診器で聴くと、心音はきれいですが肺全体にラッセルがバリバリ聞こえます。これは間違いなく気管支炎です。細い気管支に分泌された滲出《しんしゅつ》液の中を空気が通るときに、泡がつぶれる音です。レントゲンの必要はないでしょう。

「そうですか。でも、咳が続いたら肺結核を疑って調べてもらえと言われていますが」

――今回の咳は気管支炎ですが、結核を合併していないとは言えません。念のため痰の検査なら害はありませんが、最後に胸のレントゲン検査をしたのはいつですか。

「半年前、異常なしでした」

――それなら心配しないで早く治しましょう。放射線は浴びないほどいいんです、特に妊娠可能年齢の女性は、必要最小限にすべきです。妊娠中だけが怖いのではなく、卵巣内にはすでに卵細胞ができているからです。会社の健診の時も、まずツベルクリン検査をして、陰性ならレントゲンは有害無益です。

「治療方法は？」

――原因はウイルスですから、治す薬はありません。体に免疫ができて治るのを邪魔しなければいいのです。

体を温かくして早く寝ることが大前提ですが、咽頭炎にはうがいです。薬でなくてもお茶でも効きます。声がかれたらうがいでは届きません。蒸気の吸入が効きます。2％前後の重曹水が良いです。

気管や気管支に入ったらもちろん吸入です。昔はどんな家にも吸入器があったものですが、私はガーゼのマスクをお勧めしています。寝ている間も、していると呼気で湿ってそこを通ってくる空気は、挨《ほこり》も黴菌《ばいきん》も漉《こ》され、湿っています。軽い吸入療法を長時間やっていることになり、案外有効です。一晩中一回も咳が出ないでよく眠れたと言われます。痰が切れにくくて苦しいような場合は胸や背中の湿布です。子供が咳をするとからしの湿布をしたものです。皮膚を充血させてやると、気管支が広がり炎症も引いて一気に楽になったものです。ただしコツを知らないとかぶれてしまいますから、お湯を絞ったタオルが無難でしょう。

「薬をいただけませんか」

――出しますが、飲まないほうがいい。症状はすべて治癒反応です。かぜで一番重いのがインフルエンザですが、高い熱を出してウイルスを殺してくれているのです。発熱の翌日から、体内にインターフェロンができています。熱を下げたら長引くことは以前から証明されています。咳は気管支にとどまった痰などを出すためです。鼻汁は吸気を湿らすためです。実は呼吸器の粘膜は乾燥に弱いのです。

どうでしょうか。問診だけでもかなりなことが分かるものなのです。

9 打診で病気の見当がつく

Q　病院に行くと、まず医師からあれこれと質問されます。その後、打診、聴診というのが定番のようです。でも、レントゲンなどに比べると、聴診などは客観性に乏しい感じがします。さまざまな科学的な診断法が開発されているなか、そうした前近代的とも思えるような診断法に意味があるのでしょうか。

Ａ　医者が行う診断の順序は問診に始まります。自覚症状などを尋ねるわけです。その後、視診、触診、打診、聴診に移ります。これで診断がつかないようであれば、症状に応じた臨床検査を行います。視診、触診は顔色を見たり、リンパ腺が腫れたりしていないか、あごの下を触ったりする診断法です。

　では、早速打診から説明しましょう。少々専門的になりますが必ず役に立つ知識だと思いますので、ご自分の体を触りながら読み進めて下さい。

　打診は体の一部を指あるいは簡単な器具でたたいた時の音の性質で、体内の様子を探る診断法です。多くは胸部をたたきます。肺の中は空気ですから、胸をたたくと太鼓の音がします。心臓は肉塊ですから濁音です。これで心臓の右端と左端が分かり、大きさが決まります。同様に右肺の下の濁音は肝臓ですから、右肺の大きさと肝臓の大きさも分かります。ですから、この手法で胸膜（肋《ろく》膜《まく》）に水がたまっていたりすれば分かりますし、肺に浸潤があれば発見できるのです。また心臓の左側が大きい場合は左室肥大を疑い、右側が大きい場合は脚気《かっけ》を疑って診察を進めます。

　肺の大きさを決めるには、右側乳首のあたりから打診を始め、段々下がって濁音になったら肝臓です。肺肝境界と呼んでいますが、その位置が何番目の肋骨《ろっこつ》に当たるのかを数えます。肋骨の数え方は、鎖骨のすぐ下が2番目で、第6肋骨の下に肺肝境界があれば正常です。それより下の場合は肺気腫を疑い、それより上だと、腹水と言ってお腹《なか》に水がたまっている可能性があります。女性だと妊娠を疑いますが、近年非常に増えているのは、生活習慣病の原因とされる内臓肥満です。

　内臓肥満とは腹腔内に脂肪がたまった状態で、横隔膜が押し上げられているのが特徴です。一般には腹部のCT（コンピューターで処理したX線断層撮影）でなければ分からないように思われていますが、実は打診で十分なのです。

腹部の打診音は、腸のガスで太鼓の音です。お臍《へそ》の少し右から打診を始めて、段々上げて肋骨の下端から濁音になれば正常です。しかし、二横指（横指＝指1本分の幅）も三横指も上から濁音になったらそれだけ押し上げられている証拠です。

減量の判定は、体重だけでは駄目なことがあります。筋肉が減って脂肪は減っていないことがあります。体重と同時に腹囲を測ることが勧められていますが、内臓脂肪が量れれば最高です。自分で成果が分かると張り合いがあるものです。私は健康相談の場合でもこの話をして、椅子に腰掛けた状態でズボンの上から打診をしています。

次に呼吸で肺がどれぐらい動くかの検査は背中で行います。まず腹式呼吸で十分に息を吸い込んで止め、そこで打診で肺の下端を記し、次に息を十分に吐き出して下端を記します。その差が3〜5センチあれば正常です。それ以下の場合は肺気腫を疑います。前述した肺肝境界が下がっていれば肺気腫の疑いは濃厚です。肺気腫とは、肺胞が広がり過ぎて十分縮まなくなった状態で、呼吸量が減るので息切れを覚える病気です。

肺の下の端の上昇は、まず胸膜炎を考えます。胸腔内に液体がたまった場合で、その液体が膿汁なら膿胸、血液なら血胸と呼びます。胸膜炎の治った後の胸膜癒着のこともありますが、この場合は呼吸性移動も消失します。

肺の上部の濁音は肺結核を疑い、肺の一部分の濁音は肺炎、肺結核、肺がんなども考えます。

私は肝臓の大きさを知るために打診を活用しています。お腹の触診が原則ですが、近年肥満者が多く、触診では分かりにくいからです。

このように、打診は非常に有効なものです。打診である程度見当をつけたうえで、聴診に移るわけです。次回は聴診について説明します。

10 たかが聴診、されど聴診

Q　患者にとっては軽視しがちな「打診」という診察法が、レントゲンなどの理学的検査に匹敵するどころか、それ以上に肉体の異変を的確に把握できる手法であることがよくわかりました。「聴診」の効用も教えてください。

A　聴診についてご説明しましょう。聴診とは、体表に聴診器を当て、体内から伝達される音を聴取して診断する方法です。聴診器が発達するまで、直接耳を胸に当てて行われていましたが、1816年にフランスの医師、レンネックが妙齢の女性を診察する際、ハンカチを忘れていたことに気づいて、とっさにノートを筒状に丸めて耳に当てたのが聴診器の起源とされています。当時は筒型でしたが、今はゴム管でつないだ双耳性の聴診器が一般的です。

胸の診察では打診から始め、終わったら聴診に移りますが、まず心音を聴取してから肺に移ります。肺の上部から左右交互に下に移っていき、前面が終わったら背面で上から順に聴診します。

肺の聴診は、空気が気管や気管支、肺胞の中を出入りする時の音を聴くことが第一の目的です。深呼吸をしながら聴くのが普通ですが、あまりゆっくりでは日が暮れてしまいますので、「早めに深く」とお願いしています。場合によっては息を止めたり、咳《せき》をした後で深呼吸をしてもらうこともあります。

呼吸音には正常呼吸音と異常呼吸音があり、それを聴き分けます。呼吸音は場所によって微妙に違うのです。ですから、実際の診察では、正常呼吸音とどのように違うかで診断するわけです。では実際例を紹介しましょう。例えば片側の下の方の音が減弱、または消失していれば、胸膜炎を疑って打診で確かめますし、両肺全体で弱い時は肺気腫を疑って打診で肺の動きを見ます。呼気延長の場合は第一に気管支喘息《ぜんそく》を考えます。呼気時に気道が狭くなるからです。

呼吸音で雑音が聞こえることがあります。普通ラッセル（ラ音）と呼び、湿性と乾性に分けられます。

湿性ラ音は、気管支内にたまった分泌物などの液体の中を、空気が通る時に小さな気泡ができ、それがつぶれる時の音でブツブツ、バリバリと聞こえます。音の大小で区別すると、大水泡音は大きな気管支、小水泡音は毛細気管支か肺胞の炎症を疑います。特に小さな音を捻髪音と呼びますが、私はこの音を聴くとマイコプラズマ肺炎を疑うのですがかなり的中します。

乾性ラ音は、気管や気管支が狭くなった時に発する音で、気管支炎でも粘り気の強い痰《たん》がこびりついて鳴ることがあります。これなども音の種類で判断しています。

聴診をしていると、呼吸音とは別に摩擦音が聞こえることがあります。これは乾性胸膜炎の診断の決め手となる所見です。胸膜に炎症が起きると滑らかでなくなるので、呼吸で擦れ合って音が出ると同時に痛みを伴います。

次に心音の聴診ですが、心臓病の診断、特に心臓弁膜症、先天性心疾患の診断には不可欠です。心臓には四つの弁があるので、聴診は少なくとも4カ所で行います。その場所は、血流の方向によって各弁からよく伝達される部位が用いられます。心音の聴診中は静かな呼吸か、時には一時息を止めてもらいます。正常心音はいずれの部位でも、第一音と第二音の2回ずつ聞かれ、澄んだ音です。その強さは運動や興奮で強くなり、安静や肥満などで弱くなりますが、必ずしも病気を意味するものではありません。

問題は心雑音です。まず弁の異常を考えます。弁口が完全に閉じないためか、硬くなって十分に開かないかを診断するために聴診します。心雑音も必ずしも病気とは限りません。機能性雑音と言って、運動後や発熱時に聞こえることがあります。

その他、貧血時に、右頸静脈に聴診器を当てると、持続性の柔らかい音が聞こえます。血液の粘張度が下がっているためと、されています。

腹部の聴診も有効です。腸閉塞《へいそく》の診断に役に立ちますし、また腹部大動脈瘤では雑音が聞こえることがあります。

いかがでしょうか。たかが聴診、されど聴診――であることが、お分かりいただけましたか。

11 生活習慣病対策への提言

Q　企業の従業員に対する健康対策についてお願いします。

A　私は昭和21年秋から、富士通川崎工場で診療と健康管理を担当しました。当座は結核検診と予防に明け暮れましたが、昭和30年代から成人病検診に取りかかりました。聖ルカ病院と国立第一病院が人間ドックを開始したのが昭和29年で、1週間の入院ドックでした。私は成人病検診の目標はこれだと考え、昭和33年から40歳以上の従業員全員の定期検診を、人間ドック形式で外来で始めました。定検なので従業員は年1回無料です。集団的人間ドックと名づけ、外来ドックの草分けです。その後全国に普及し、内容もますます高度化してきました。

ここで反省ですが、従来の健康管理は早期発見・早期治療に重点が置かれ、検診そのものが中心でした。結核の場合は1次予防に貢献しましたが、生活習慣病の場合は3次予防か、せいぜい2次予防にしかなりません。近年内容の高度化に伴って、「功罪半ばする」の声も上がっています。

検診センターの統計では、「異常なし」は数パーセントにすぎません。大多数の人は何かしら異常値が見つかり、病人作りの危険があります。その弊害を防ぎ、検診の成果を上げるには個人的な保健指導が欠かせません。個人個人の体質、置かれている環境、特に現在の生活を踏まえて納得いくまでの話し合いです。それも1回だけでは駄目で、定期的なフォローが必要です。これには医者だけでは全く足りません。保健師、看護師、栄養士などコ・メディカルの活用が欠かせません。

私の経験では、この仕事は医者よりもコ・メディカルの方が向いています。質問も気楽にできるし、時には反駁《はんばく》されることもあって、そこで初めて具体的な対策が生まれ、動機づけができることを体験しています。受診者から見れば、医師はいわば裁判官の立場で、質問しにくい相手ですが、看護師は弁護士の立場だからだと思います。

平成8年に労働安全衛生法の改正があり、「事業者は健康診断の結果、特に健康の保持に努める必要がある労働者に対し、医師保健婦又は保健士による指導を行うこと」とあります。原案には看護婦も入っていたのですが、医師会の反対で除かれました。私は産業ナースを同格に扱い、また「指導」という言葉をはばかって「保健相談」を提案しています。この法改正は一歩前進ですが、特に必要とする対象だけでは手遅れではないでしょうか。全員に保健相談をすべきです。これで初めて1次予防が可能になります。

さて、ここからが本題です。生活習慣病の原因が生活習慣であることは言うまでもありません。自分でわざわざ作ってわざわざ悪くしている病気です。検診は普及していますが成果はどうでしょう。

検診の結果を見ますと、肥満者が入社後年々急速に増え、脂肪肝も20歳代で2割、30歳代で3割に見つかり、高脂血症も同様です。これがどれほど医療費を増やしているか、計り知れません。

日本のサラリーマンは働き過ぎです。世界主要国の年間労働時間を見ても、独仏が1450時間に対して日本は1800時間です。そのうえ日本は残業王国です。長時間残業に長距離通勤で寝る時間もなく、どんな近い所へも乗り物を使い、深夜の食事後すぐ寝るからますます太ります。太るとコレステロール値も尿酸値、血糖値、血圧も上がり、異常値だらけになりますが、自覚症状がないので続けて頑張っています。当然、家庭を壊し、子供から親を奪い、心配やストレスでノイローゼやうつ病に逃避するのは当然です。為政者や経営者にとって緊急課題ではないでしょうか。

ここで私案を述べます。

①二日酔いなどの自己責任病は保険ではかかれないのに保険診療が乱用されている。厳しくすると同時に、生活習慣病も自己責任病に入れる。

②業務上傷病は労災保険で扱い、けがの多い事業所は保険料を高くする。生活習慣病を業務上疾病にする。

③生活習慣病は2週間の教育入院で一挙に好転する。入院中に運動療法、食事療法を肌で覚え、継続できれば生涯この病気とは無縁である。

ご批判をお待ちします。

12 「教育入院」で生活習慣病を防ぐ

Q 聞き慣れない「教育入院」について教えてください。

A 教育入院は主に糖尿病患者に行われていました。糖尿病の特徴は、かなり進行するまでは、ほとんど自覚症状がない点です。

もう一つの特徴は合併症です。視力が落ちて眼科にかかったり、化膿《かのう》や足の痛みで外科に診察してもらったりして、糖尿病と分かることもあります。この場合は、糖尿病自体の苦痛はなくても深刻に受け止めて入院となります。

入院当初は血糖値検査を頻繁に行いながら、並行して全身の検査があり、重症の場合はインスリンの注射を中心に食事療法に入ります。危険状態を脱してからも、病状が安定するのに個人差があり、相当の日数が必要となる患者さんも珍しくありません。同時に、治療の間に勉強してもらうことがたくさんあります。簡単に紹介しましょう。
①糖尿病を知る＝ビデオ視聴や本の貸し出しによる学習
②薬物療法＝インスリン療法が必要な場合は、自己採血・注射の方法の指導
③食事療法＝食品交換表の利用を学習する
イ、献立表を見ながらの食事
ロ、単位計算
ハ、計量と目測
④運動療法＝スポーツではなく、毎日の生活の中で体位を移動させる有酸素運動
イ、運動の強さ＝体脂肪が燃焼する程度が理想
ロ、いつが良いか＝血糖が上昇してきた時に消費させる（食後30分～1時間）
ハ、継続時間＝体脂肪の燃焼開始は10～20分。20分以上になれば加速度的に燃焼するので、30分

がお勧め。水泳も効果的である

以前はこのような入院生活指導を1カ月間続けていましたが、近年は2週間コースも増えています。空腹時血糖値も、食後2時間の血糖値も正常となり、治ったのかと思われるケースもあります。また、肥満も高血圧も解消し、高脂血症も正常化したという患者さんもいるのです。

ここで私の提案ですが、糖尿病と診断されたら早めの「教育入院」で合併症を防ぎ、同時に、糖尿病以外の生活習慣病も予防を図るようにしたい、ということなのです。

特に強調したいのが肥満です。肥満だけで他に病名がないと保険診療を気兼ねする傾向がありますが、肥満こそ生活習慣病の予備軍です。では、具体的に症例ごとに見てみましょう。

〔糖尿病〕厚労省の02年の実態調査では、糖尿病患者740万人・予備軍880万人の計1620万人で、過去30年間で10倍以上増えています。合併症も著しく増加しており、後天性全盲の原因、腎臓透析の理由のトップはともに糖尿病です。

〔肥満症〕都が発表した04年度健康調査によると、男性の4人に1人が上半身肥満。これは腹腔《ふっこう》内に脂肪がたまった肥満で内臓肥満と呼ばれています。前述したように生活習慣病の最大原因です。繰り返しになりますが、糖尿病は急に太った時に発病しやすく、高脂血症の危険度も肥満の度合いと比例して増します。なかでも、高尿酸血症は肥満との相関関係が強いとされています。

ですが、裏を返せば、肥満にさえならなければ、かなりの生活習慣病を予防できるのです。教育入院の効用も、まさにその点にあるのではないかと思っています。教育入院の最大のメリットは、生涯の健康生活のコツを肌で覚えられることでしょう。私の経験で言えば、患者さんの多くは肥満から解放された喜び以上に、実体験から自信が生まれ、将来に希望を持って退院していきます。

ところが、せっかく好転したにもかかわらず、退院後に元の木阿弥《もくあみ》になってしまう方々がいかに多いことか。労働環境を取り巻く社会制度そのものを改めない限り状況は変わらないでしょう。そうしたなか、〝せめてもの対策〟については次回に譲ります。

13 「運動療法」で生活習慣病を防ぐ

Q 「運動療法」は「教育入院」の柱だそうですが、そのコツを教えてください。

A 「教育入院」は糖尿病のみならず生活習慣病全般に対して大きな効果があります。退院後も、入院中に習得する運動療法と食事療法を続ければ、心身ともに健康を保つことができます。問題は退院後、まじめに努力しているはずなのに逆に症状が悪化して、2～3年で元の状態に戻ってしまう方が多い点です。例えば、再び肥満型の体形になったりしてしまうわけです。その結果、再入院しなければならないケースも出てきます。私たちは「リバウンド」と呼びますが、肉体的にはかなりの悪影響を及ぼすものです。原因を探ってみると、一概に本人の意志薄弱のせいばかりにはできないようです。というのは、出張や残業が続いたりして、「教育入院」で学んだはずの生活の約束が守れないケースが多いからです。
ここで生活習慣病を予防するための〈健康的生活の条件〉を考えてみます。人間はしょせん動く生物です。我々の先祖は狩猟民族で、男は山野をかけめぐって食料を得てきました。それに適さない体の持ち主は死に絶えて子孫を残せませんでした。人類の進化は4万年前から止まっていますから、現在、地球上に住む人間の体質は、4万年前と同じはずです。では、〈動く生物〉である人間が動かないとどうなるかを知るために3週間の安静実験が行われました。ベッドから起き上がってはいけないし、食事も排便も寝たままというわけです。どんな変化が肉体に起こったか、簡単に説明しましょう。

①翌日から尿のカルシウムが増える＝摂取カルシウムが十分でも骨に圧力が加わらないと沈着しません。そのためカルシウムが溶け出してしまったのです

②筋肉が委縮する

③3週間で糖尿病になり始める。膵臓《すいぞう》にあるインスリンを分泌する細胞に、十分に血液が行き届かない影響です

④がんが増える＝動物実験で証明されています

では、生活習慣病を予防するには、毎日どれほどの運動量が必要なのか——。

体操：毎日一度は全身の筋肉を動かす。筋肉は使わないと血液が隅々に行き渡らず、凝ってくるか、硬結を起こしてしまいます。

有酸素運動：体脂肪燃焼の第一条件で、毎日1回それも30分持続することが必要です。高血圧患

者の全国共同研究によると、隔日の有酸素運動では、60分以上でないと効果はありませんでした。善玉と呼ばれているＨＤＬコレステロールが増えることも確認されています。

糖尿病の場合の運動量：毎食後３回が原則。軽症例では毎日１回でもよいでしょう。

運動の強度：最大運動量の５～６割です。それ以下でもそれ以上でも、糖しか燃焼されず、脂肪は溶けません。その目安は「ややきつい」程度ですが、正確には脈拍の増え方を見ます。最大運動量は年とともに減りますから、例えば６割の目標なら、

〈（２２０－年齢）×０・６〉が目安です。

次に毎日１回30分のノルマを生涯継続するためのコツを紹介しましょう。

①通勤の利用＝隣の駅まで歩いたり、通勤先まで30分手前の駅で降りることを心がける。帰宅時ではサボる口実をつくってしまいがちなので出勤時に習慣付けたいものです

②休憩時間の利用

③スロープピングの活用＝坂道や階段などのスロープを上り下りすれば、それが即有酸素運動となり、普段使わない筋肉を鍛えるなどのメリットがあります

実は、ウォーキングだと速度が遅いと脂肪は燃焼しませんが、スローピングは手軽に運動でき、効果があるということで、いま静かなブームとなっています。そのコツは、上り下りを繰り返すことです。また、仮に駅から徒歩で10分かけて帰宅するのであれば、引き続き20分間、自宅の階段でスローピングするのもいいでしょう。

14 「自分の体の声を聞く」──食事療法のコツ

Q 生活習慣病予防のための食事療法のコツについて教えて下さい。

A 私は常々、医療制度の抜本的改革が必要であると考えており、〈現行の出来高払いではますます濃厚診療がはびこる〉と主張してきました。そうした危険が伴う医療から我が身を守るには、自分の健康は自分で守るしかありません。そのためには普段から「自分の体の声を聞く」ことが必要なのです。

生活習慣病の予防策として健康診断が奨励されています。健診も必要ですが、自分でできることを心掛けていることがより大切です。例えば身長・体重だけでなく、へその高さで腹囲を測り、腕の後ろと背中をつまんで皮膚の厚さを見てください。日ごろから自らの体調を熟知することは重要です。体温は自分で測るのに、自分の脈はどうでしょうか……。もし測ったことがないというのであれば残念なことです。

糖尿病を心配される方にとって、自分で検尿できれば有利です。試験紙は街の薬局で30回分1000円前後で売られています。試験紙の色が変わるのを見れば良いのです。その際、食後2時間後に検査することが肝要です。空腹時では必ずしも正確とは言えないからです。家族や親類に糖尿病の患者がいる方や、肥満者はぜひ試してください。早期発見につながることでしょう。

さて、本題に入りましょう。糖尿病の食事療法については、日本糖尿病学会から『食品交換表』という大変便利な本が出ています。慣れれば結構何でも楽しく食べられるものです。実は、この糖尿病食こそ理想的な健康食なのです。その際、「量」だけはきちんと守ってください。

現在、標準体重はＢＭＩ（ボディー・マス・インデックスの略）と呼ばれる計算式で算出されます。簡単に説明すると、〈体重（kg）÷（身長（m）×身長（m））〉で求めた数値がそれです。22が標準で、25以上を肥満としています。

以前はセンチ表記の身長から１００を引いた数の1割引きが標準体重とされ、実際の体重がそれよりも10％以上オーバーすると肥満の範ちゅうに入りました。

減量の第一は、摂取カロリーを減らすことです。減らし方のコツは、必須栄養素を確保することです。足りない物があると体にガタがきてしまいます。必須栄養素とは、たんぱく質・脂質・糖質の3大栄養素と、15種類のビタミンと16種類のミネラルのことです。これを満たすためには〈毎日30種類の食材〉が必要で、しかも毎日同じではダメなので〈1週間に50種類の食材〉が勧められています。

全部含んだ食品があればいいのですが、無い物ねだりというものでしょう。でも、栄養的に一番近いのが牛乳です。赤ん坊はわずか半年で2倍に育ちます。ただし、1歳以上になると離乳食が必要になります。牛乳では鉄など大事なミネラルが摂取できないからです。これを補ってくれるのが卵です。したがってこの二つを「準完全食」と呼んでいます。

すべてのビタミンを含んでいるのが動物の肝臓です。イヌイット（アラスカ先住民）が一生涯野菜なしで生存していられるのは、アザラシの肝臓を食べているからです。また、すべてのミネラル類を含んでいるのが貝類。稲作を知らない縄文人が生き延びられたのは、ドングリなどとともに、貝を食べていたからこそでしょう。

摂取カロリーの基準は運動量で変わってきます。目安は次の通りです。

▽あまり動かない生活〈標準体重×20～25〉
▽普通の生活〈標準体重×25～30〉
▽やや激しい肉体労働〈標準体重×30～35〉

15 食事を抜いたら痩せられない

Q　生活習慣病を予防するため、具体的にどう食事療法に取り組んだらいいのかアドバイスをお願いします。

A　私は自己検診を習慣づけることをお勧めしてきました。食事療法も理屈は同じです。前提にあるのは、〈自らの体は自ら守る〉という哲学です。

さて、食事療法に関して標準体重の計算と、必須栄養素と摂取カロリーの基準についてお話してきました。今回は栄養素の中で一番大事なたんぱく質について説明しましょう。

人体は細胞でできていますが、細胞自体はたんぱく質です。細胞膜はコレステロールやリン脂質でできています。細胞の寿命は種類によって違いますが、赤血球は100日前後、白血球は10日前後です。つまり、人体は毎日大変な数の細胞を造っているわけです。でも、厄介なのは、その材料となるたんぱく質を体内にためておくことはできません。毎日補給する必要があるのです。

たんぱく質は20種類のアミノ酸の組み合わせで成り立っており、数多くの種類があります。その中で人間の血や肉の組成に必要なのは、8種類の必須アミノ酸を含んだたんぱく質に限られます。すべての動物性たんぱく質には8種類の必須アミノ酸が含まれていますが、植物性たんぱく質でその条件に当てはまるのは穀物と大豆だけです。

その含有率が最高の人乳を100とすると、鶏卵も100、牛乳は95、獣肉90、魚介類80。これに対し、大豆75、穀類は60です。

1日当たりに必要なたんぱく質の量の目安は、標準体重1キロ当たり1グラムです。ここで主要食品のたんぱく質の含有量を挙げておきましょう。卵1個6グラム、牛乳1本6グラム、肉や魚は重量の約2割、チーズは3割などです。豆腐1丁18グラム、納豆100グラム中16グラムですが、効率が低いので多めに取ることが必要です。

一般的に肉は太ると思われているようですが、これは大変な誤解です。たんぱく質はいくら食べても脂肪にはならないのです。脂肪になるのは炭水化物だけです。

では、なぜ肥満で悩む方が多いのでしょうか。理由は簡単です。動かない割に主食が多いか、お酒が多いから太るのです。特に甘いものが太りやすいのは、砂糖は吸収が早くて一挙に血糖値が上がるからです。

以上の基礎知識を踏まえて、具体的な減量策を考えてみましょう。

①食を抜いたら痩《や》せられない＝朝食を抜いてしまうと、昼食時には血糖値が下がりすぎて過食になりがち。たとえば、そば屋に入ってご飯つきを注文し、それも大盛りとなることも。

②たんぱく質不足では痩せられない＝朝食を〈菓子パンと野菜〉で済ましたとしても、そうそううまくはいかない。パンは消化吸収がいいため、昼食時ともなれば、肝心の血糖値は下がりすぎてしまうからだ。同様に消化のいいめん類も昼食には不向きだ。

③残業で夕食が遅くなるのが肥満のもと＝朝食抜き、たんぱく質不足の昼食に夕食抜き。そのうえで就寝直前に大量の夜食をとるようでは、太るための実験をしているようなものです。

では、どういう食事が理想的か、ご紹介しましょう。

▽朝、時間がないなら、卵と牛乳に野菜ジュース。またはヨーグルト250ミリリットルと果物

▽昼は肉50グラムか魚一切れに野菜は確保し、ご飯は半分

▽残業の休憩時間に夕食が無理なら、せめてたんぱく質の補給を心がける。一例を挙げると、牛乳、ヨーグルト、チーズなどとクッキー

▽午前・午後の間食は、牛乳や、飲むヨーグルト、ヤクルトなど乳酸菌飲料に

最後に、理想的な食事であっても、イヤイヤ食べては食事の効果が半減します。必要性を納得したうえで、おいしく楽しく食べるためにも、栄養学的な基礎知識をぜひ習得してください。

おわりに

私は医者になって71年、内科医で通っていますが、実は何でも屋です。現役を離れて7年になりますが、今でも相談は尽きません。今になってつくづく患者に教えられて育ったことを実感しています。お話ししているうちに強力な自然治癒力を実感したものです。

人体にとって、耐えられない苦痛は無いとされています。苦痛は総て体が発している声なのです。原因か誘因に思い当たるとホッとして、一挙に治る場合もあります。相談を受けた医者は、本人と一緒に探し出すのが先決で、それが問診です。治療は自然治癒力を妨害せずに促すことで、養生の指導になります。

私は内科医であると同時に、健康管理医でもあるのです。昭和13年当時は結核健診が中心で、伝研では私が担当してX線間接撮影に廻りました。出征中は関東一円の2万人の間接撮影を一人でこなし、以来慢性の放射線障害で貧血気味です。

昭和21年富士通就職翌日から結核健診に徹して成功し、続いて外来ドックを開発したところ、病人作りの弊害に気づき、保健師・看護師等コーメディカルに依る保健相談を義務づけました。健康管理医としての私は、コーメディカルに育てられ、支えられていることを実感しています。

最大の収穫は、35年来毎年開催して来た「健康指導研修会」です。夏期3日間、保健師・看護師等百名の定員で主に生活習慣病の保健指導集中講義でした。講師はその道の一人者に依頼し、3時間コースで、質疑応答時間を十分に取り、更に最終日の午後は討論会で閉めました。ここで学んだことは数知れません。

我々人間は、体が発する声に耳を傾け、これを尊重して生きるのが、この世に生を受けてせいぜい百二、三十年、一度しかない人生を、悔いのない様に送るただ一つの道ではないでしょうか。

《働く現場の健康管理――産業医の視点から》

黒沢純夫（くろさわクリニック院長・産業医）

その1　体調不良だが検査では「異常なし」、でも心配

Q　体調不良で診察・検査を受けましたが、「異常なし」でした。でも体調不良です。考えすぎでしょうか。

A　検査では異常なし、とのこと。時間と手間をかけて種々の検査をなさったのに、体調のよくない原因が見つからなくて、残念な気持ちと思います。

しかし、胃がんとか肝炎とか大きな病気でなくて、本当によかったですね。受け持ちの先生があなたに「異常なし」と伝えたのは、単に、検査で見つかるような病変はない、ということです。体調がよくないのが「おかしい」「気持ちの持ちよう」と言ったのではありません。

ただし、検査では異常なしでも、なぜ体調不良と感じたのか、医者はその可能性を説明すべきでしょう。

現実にあなたは体調がよくなくて困っているのですから、調子の悪い時は遠慮せず、その都度、

受け持ちの先生に相談したらよいと思います。

ただ、内科外来には1日に100人近い患者さんが来院します。1人の診療時間が2分延びると計算上、最後の人は3時間以上待つことになります。

どの医師も一人一人の患者さんに十分な診察時間を取りたいと思うのですが、なかなか困難なのが日本の保険医療の現状かもしれません。

ですから、自分のため、また他の患者さんのため、受け持ちの先生への質問や心配な点は、具体的にあらかじめ個条書きにするなど、整理しておきましょう。先に先生に文書で渡し、後日、返事をもらうのもよいと思います。そうすれば、先生も後に待っている患者さんを気にすることなく、ゆっくり検討することができます。

以下は、一般論ですが、あなたの整理の参考になれば幸いです。

体調不良など訴えの意味は、何らかの病変の症状（胃が痛い、胃潰瘍《かいよう》）であったり、気持ちや不安の象徴（胃が痛い、疲れていて会社に行きたくない）であったりします。疲労からの文字どおりの体調不良ということもありますし、若い時のように体が動かないという加齢現象もあります。

症状があれば病変に対する治療が必要です。過労であれば休息が一番でしょう。加齢現象ならば老化を受け入れることも必要です。あなたの場合、検査は異常なしということなので、症状としての心配はとりあえずなさそうです。

仮に、あなたの気持ちや不安が原因だとしたら、思い浮かぶことはありますか。環境や状況の変化はどうですか。変化は良いことでも悪いことでも、気持ちを一時的に疲労させます。

ところで、「体調がよくない」ことで、あなたが困っていること、解決したいことは何でしょうか。家事ができないとか、仕事に行かれないなど、具体的な生活上の不都合そのものでしょうか。それとも、陰に重大な病気があるとの心配そのものでしょうか。その心配のため日常生活の事柄が手につかないのでしょうか。

前者であれば、家事や仕事ができることを目標にしてください。後者なら、あなたには強い、いわば心配虫がいるのでしょう。強い心配虫はあなたに病気のことばかり考えさせて、楽しい時間を過ごさせません。病変がないのに病変があるのと同じ生活を送らせるわけです。

心配虫は何を餌に強くなりましたか。心配虫が弱くなるものは何ですか。心配虫が弱い時、病気を心配する代わりに、どんな楽しいことをしましたか。心配虫退治は困難です。今はとりあえず、虫退治ではなく家事や仕事ができることを目標にしましょう。

薬などの治療を並行して、目標に役立つことを生活上で見つけてください。出されているお薬で、生活が楽になるならばぜひ続けてください。友人に電話をすると家事がはかどるのであれば、友人と電話をしましょう。どうぞお大事に。

その2　労働者の健康管理がたいせつ

Q　健康診断の際、「産業医に健康管理を」といわれたのですが、どういうことですか？

A　「産業医」と聞いて、どのようなお医者さんを、イメージしますか？

実は産業医というのは労働安全衛生法（以下、安衛法）という法律に規定された職務です。もちろん医師でなければできませんが、医師であるだけでは産業医としては認められません。安衛法では、産業の現場と労働者の健康管理に関しての知識がある医師であることが、産業医の条件になっています。法律上の職務ですから、どのような仕事をするかも安衛法で決められています。

産業医の職務の目的は労働者の健康管理にかかわり、労働者の健康を守ることです。この目的のため、産業医は月に1回は事業所の現場を見て回り（職場巡視）、労働者の健康管理や労働災害の衛生上の対策などに関して審議し、事業者に意見を述べるための会議（衛生委員会）に参加します。また、労働者の健康診断にも関与します。

しかし、これらの産業医の安衛法上の活動に対し、法律的な義務を負っているのは、産業医ではなく、事業者（会社そのもの、または、会社代表者など）です。

常時50人以上の労働者を使用する事業所の事業者は産業医を選任し、産業医に職務を行わせなければならないと規定されています。産業医が労働者の健康管理をするための活動を、事業者は保証しなくてはなりません。

産業医はその活動を通じ、労働者の健康管理のための助言や勧告を事業者に行います。産業医の助言や勧告を、事業者は尊重する努力義務はありますが、現実的には強制力はありません。

従って、産業医にどんな具体的な仕事を依頼し、産業医の意見をどう実際に活用するかなどは、事業者の判断次第となります。つまり、産業医と呼ばれる医師が、どのようなことをしているのかは、事業者の考えや、産業医と事業者の関係によると言っていいでしょう。

事業所の規模、安全衛生活動のための予算、および事業者が直面している労働者の健康や安全に対する問題の存在、さらには社会の景気動向などによって、事業者の産業医に対する認識はさまざまです。

それでは、現状はどうなっているのでしょうか。私の経験からは、次のようなことが言えます。事業所に専任の産業医を常勤でおく事業者もあります。一方、事業所に産業医を選任するだけで、何ら活動を依頼しない事業者も、現実にはあります。

ただ、産業医活動は事業者次第とはいえ、産業医である以上、労働者の健康を守るための事業所にあった見解を、事業者に分かるように伝えるべきでしょう。

さまざまな産業医の活動のなかで、産業医が単なる医師ではなく、「産業」医と呼ばれる最大の理由は、働く人の現場を知っている点だと思います。

家庭医がその家庭の成り立ちから現在までの、さまざまな家庭の状況を理解し、家庭の特性にあった現実的な健康管理を援助してくれるように、産業医はそれぞれの労働者の作業の環境や、作業のやり方を観察し、労働者の現場での立場もふまえた上で、労働者にとっての健康をともに考えます。場合によっては労働者の健康のために、事業者のなすべきことも三者で話し合うこともします。

あらためて「産業医はどのようなことをするのか」との質問に答えるとすると、それは、「現場の巡視に始まり、現場の巡視に終わる」

と答えましょう。

巡視をして、労働者の現場を理解した上で医学的な専門性を、労働者の健康管理に生かすことこそ、産業医の産業医たるゆえんです。

《医療過誤（？）に遭わないために——法律家の視点から》

吉川孝三郎（吉川総合法律事務所・弁護士）
佐竹俊之（西東京共同法律事務所・弁護士）

その1　開業医、診療所には〈限界〉があるということ

Q　頭痛で診療所に入院したら、翌日、くも膜下出血で死亡しました。診療所では仕方ないと言われましたが納得できません。

A　最近、ご相談を受けたケースですが、17歳のAくんが近所のP診療所（医師2人）に入院して、2日後に死亡してしまった、というのがありました。

Aくんはその診療所で、5カ月前に盲腸の手術を受けています。受診の経過は、急に腹痛、嘔吐《おうと》、悪寒などの症状が出たために、P診療所で受診したとのこと。5カ月前にその診療所で盲腸の手術を受けているのですから、イレウス（腸閉塞）の可能性が強いので、医師としてはイレウスを疑うべきと思われます。

しかし、医師はイレウスについての適切な検査と治療を全然行わないまま輸液をしただけでした。そして2日後に死亡してしまいました。

証拠保全でカルテを手に入れて子細に検討してみると、腹部のレントゲンは撮っているのですが、立位ではなく横になったままの状態の姿勢しか撮っていません。

このレントゲンを親しい外科医にみてもらうと、一目みるなり「イレウスです」と断言しました。イレウスの疑いのある場合は、白血球等の血液検査の結果も重要なのに、入院した日は、白血球の検査もしていませんでした。

おそらく町の開業医としては、急に血液検査はできないとか、いろいろ弁解するのでしょう。しかし検査が適切に行えないならば、至急大病院に転院させることが大事です。

町の開業医の存在は、それ自体必要で極めて重要なものですが、開業医の立場として、自らが行える医療の範囲を明確に認識し、適切な判断をすべきでしょう。

今まで医療訴訟をやってきた経験から言えば、開業医が自らの経験、能力（言い換えれば限界）について的確な判断をしないために、転院等が遅れて、悲惨な結果につながっていることが多数あるように思います。

間質性肺炎になってショック状態にあるにもかかわらず、町の開業医（医師1人）は、大病院に転送することが遅れてショックが悪化。転送されたあと、結局、低酸素脳症が原因で、手足が動かなくなったケースがありました。

また子宮筋腫の手術で死亡してしまったケースもありました。子宮筋腫の手術で死亡するなどということは、一般には考えられないことです。

この方の場合は、もともと高血圧症でした。手術中に出血があり、その後も出血状態が続いたのですが、適切な検査をしないままショック状態になってしまい、大学病院に転送が遅れて、結局死亡してしまったのです。

町の開業医ではショック状態に陥った場合、気管挿管による人工呼吸などを適切に行うことはできないことが多いのです。

そこで、町の開業医として人工吸引が適切に行えないとか、血液検査の結果がすぐ出ないとか、血液ガス分析ができないとかいうことは、その病院のシステムとしては仕方がないことでしょう。そうである以上、ただちに適切な処置が行える病院に転送することが、医師としての責務です。

アメリカやイギリスでは、家庭医の診察を受けてからでしか病院に行けないということで、家庭医としては自らの立場をしっかり認識しているようです。

それに比べて日本では、大病院も小さな診療所も、ほとんど同じ立場であるような関係で曖昧《あいまい》ではないかと思います。もっとそれぞれの診療所、病院の機能、能力、立場を明確にすべきではないかと思います。

患者としても、以上のような日本の医療の現状を知ったうえで、医療機関を慎重に選んで受診することが必要です。

その2　輸液（点滴）が原因の医療過誤——3つのケース

Q　夫が点滴直後に急変し、亡くなりました。病院は不可抗力、と説明しています。病院に過失はないのでしょうか。

A　輸液（点滴）することは、医学的に重要な治療法です。しかし、病気によっては、輸液が死亡原因となることがあります。

私が関与した医療過誤訴訟で、3件のケースが輸液が原因で死亡しています。それらはすべて医師に過失があることが明らかであり、3件とも、担当医師もしくは鑑定人も過失を認めています。

①心臓喘息《ぜんそく》の患者に、利尿剤で体内の過剰な水分を排すべきところを、輸液して死亡してしまったものです。

気管支喘息の重積発作の場合、輸液が治療法として重要です。しかし、同じ喘息でも心臓喘息の場合には、輸液は行うべきではなく、むしろ利尿剤の投与により体内の過剰な水分を排出しなければならないのです。

患者は、開業医から気管支喘息の重積発作ということで、地区の中枢病院に転送されました。この患者は以前からその病院にも通院しており、心臓肥大があることはカルテに記載されていました。

にもかかわらず、中枢病院の夜間の当直医はカルテもよく見ず、十分な診察をしないまま、転送してきた開業医の意見を前提に輸液して、帰宅させてしまいました。

患者は家に帰ってから、より症状が悪化し、翌日中枢病院へ行って治療を受けましたが、心臓喘息が悪化しており、その日の昼頃死亡してしまいました。

病院も裁判の途中で責任を認め和解しました。行ってはならない輸液が原因で死亡してしまったのです。

②52歳の男性が、交通事故によるむち打ち症の後遺症の治療のため、脊髄《せきずい》の前方固定手術を受け、その後、死亡してしまったケースです。

患者は、入院前は後遺症を抱えながらも、普通に会社に勤務していただけに、家族としてはたまりません。

むち打ち症の後遺症は、椎体と椎体の間の椎間板《ついかんばん》が交通事故によって脊髄側に出過ぎたために、脊髄の神経を圧迫して起こるというものです。

そこで椎間板を取り除き、そこに移植骨を埋め込んで、脊髄の神経への圧迫を取り除く手術が行われました。問題点を整理すると、次のようになります。

手術後、病室に戻ってから患者が四肢のしびれを訴えているのに、当直医は無視して何の処置もとりませんでした。この手術では、四肢のしびれが起こることはないとされています。

医師は、直ちにＭＲＩ（核磁気共鳴画像化装置）の撮影をし、原因を究明すべきであったのに、翌朝まで放置しました。翌朝ＭＲＩの結果、手術個所に血腫《けっしゅ》があり、その血腫が神経を圧迫していることが分かりました。再手術は遅れて症状はよくありませんでした。そして、この脊髄の圧迫もその一つの原因となって身体機能が悪化し、レントゲンで心臓肥大が疑われました。

また血液ガス分析でも、低酸素症を示しており、肺水腫が疑われる症状を呈していました。

ところが担当医は、肺水腫に対して禁忌とされる大量輸液を死亡する寸前まで行いました。この担当医は脳神経外科医で、この病院の脳神経外科部長ということでした。内科的なことについては専門外であったと考えられます。患者は術前から糖尿病にかかっていました。この医師は糖尿病、心臓肥大、肺水腫などについては、知識も経験も不足していたと思われます。

こういう場合は、内科の専門医に相談するのが一般的だと思います。それなのに、死亡するまで内科医に全く相談することなく、脳神経外科医のみで治療を続け、死亡する寸前まで大量輸液を続けていたのです。

医師の謙虚さ不足、他科との連携不足にこの事故の原因があったと考えられます。このケースも裁判で、担当医が責任を認めました。

③3件目のケースは、腹部穿孔、腹膜炎の治療が遅れたことの過失もあったので肺水腫《はいすいしゅ》の症状が明らかであるのに、医師は過量輸液を続けていたというものです。肺水腫の場合は、心臓喘息《ぜんそく》と同様に、輸液ではなく利尿剤の投与による水分の排出が重要です。

それなのに、死亡するまで過量輸液をしていたのです。結局、手術の翌日に死亡してしまいました。

いくつもの過失が重なっていますが、鑑定人の鑑定意見でも、過量輸液は過失と認められました。前の2件を含め、これら3件のケースのうち2件の担当医は外科医であって、1件は研修医の当直医でした。内科的治療には専門外の医師であることが原因と思われます。

医師としては、自分の専門外について専門医に相談すべきであると思います。相談していれば輸液、もしくは過量輸液はしなかったはずで、死亡に至らなかったと思います。

冒頭に書きましたが、輸液は医学的に重要な治療法のひとつです。つまり現代医療にとっては、必要不可欠なものとなっています。

そこで教訓です。

皆さんもご存じのように、そしてよく目にするように、輸液は、医療行為にごく一般的に用いられています。それだけ医療にとっては、というよりも患者には、必要不可欠のものとなっています。

輸液の目的は、体液の不足・喪失分の補給を行い、水、電解質の是正・維持、栄養補給、血漿《けっしょう》量の維持を目指します。その効果は絶大で、食事を取ることのできない患者でも、中心静脈栄養法で長期間生命を維持することが可能です。

しかし、輸液は体内に液体を入れることですから、負担がかかります。とりわけ心臓、肺、腎機能の低下した患者では、肺水腫を起こす可能性がある、とされるので、適応症か、過量輸液にならないか、などについて細心の注意が必要となります。

そこで、医師・看護師は、浮腫はないか、などの臨床所見を綿密にして、さらには体液の出と入りを記録したバランスシートの作成、中心静脈圧測定などを行います。

こうなると、それなりの輸液の知識や、生体を全体的に診ることのできる技能が求められることが、よく分かります。しかし、日本の医療はどうでしょうか。

昔は、一人の医師が、個人の出生から死亡までずっとかかわる例が、ごく一般的でした。医師は、総合的に診ていたことになります。区分されていたのは、外科系か内科系か、ということでした。

しかし、現代は違います。

医学・医療の進歩とともに細分化・専門化しています。

例えば内科、神経内科、心療内科等々。さらに内科は、呼吸器、循環器、消化器などのように、さらに細分化されています。

そのため、医療関係者の間で、臨床に携わる者の心得として、「ホウ・レン・ソウ」の重要性をたたき込まれます。ホウは報告、レンは連絡、ソウは相談です。

つまり、何ごとも独断はいけない、の戒めです。

ところが、このことを実践していない医師とは言い過ぎかもしれませんが、医療過誤として責任を問われ、認められたケースの医師は、この「ホウレンソウ」を実践していません。言い換えれば、「ホウレンソウ」をしていない医師が（限りませんが）、医療過誤を起こすようです。

その3　医療過誤訴訟における証拠保全

Q　医療事故の際、「証拠保全」という言葉をしばしば耳にします。ですが、証拠保全をしないまま裁判に及ぶケースもあるようです。その違いはどこにあるのでしょうか。

A　私が医療過誤訴訟とかかわるようになって25年近くになります。その経験から、まず証拠保全に関してお話をさせていただきます。

患者さんが医療行為に伴い、予想しなかった被害を受けた場合、患者さん本人のみならず、そのご家族もつらい思いをすることになります。患者さん側がその被害について原因・真実などを知りたい、二度と同じような医療事故が起きてほしくないという思いに至ったとき、訴訟が重要な意味を持ってきます。同時に、主に弁護士がその相談を受け持つことになるのです。

私たち弁護士は、ご相談を受けた場合、その時点で今までの経験を踏まえて、私たちなりの意見を述べることになります。私の経験では、医療過誤の可能性がある場合は、〈まず証拠保全をする〉ことが原則です。

簡単に言うと、証拠保全とは、訴訟前に患者さんのカルテなどを裁判所を通して記録謄写し、裁判所に保管する手続きです。証拠保全をすることによって、患者さん側もカルテなど全部の記録を謄写したものが入手できるわけです。もう一つ、証拠保全の利点は、事前に証拠保全をすることで、カルテなどの改ざんを防止することにあります。

したがって、医療過誤訴訟を多く手がけている弁護士は、証拠保全をしないでいきなり医療側と接触したり、訴訟を起こすことはありません。

ご相談を受けて問題があると思われるケース（医師に有責の疑いがあるのでは、と考えられる場合）では、原則的に証拠保全をいたします。逆に言えば、医師の責任を追及するのは無理がある、と考えた場合は、当然のことですが、証拠保全はしません。

この証拠保全をしてから、カルテなどを十分検討するとともに、医師の意見を聞いたりして、訴訟を起こしてしかるべきかどうかを判断するのです。そうした手続きを踏んだうえで、患者さん・ご家族とご相談して、訴訟を起こすことになるのです。

もちろんその場合も、患者さん・ご家族の心情を理解しながらも、法律の実務家として可能かどうか、の意見を率直に申し上げます。

私の経験では、証拠保全するのはご相談を受けたケースの5割ほどです。そして、カルテなどを検討して、実際に訴訟に踏み切るのは、その半分ほどです。ですから、全体の相談件数のうち、医療訴訟にまで至るのは2～3割ほどなのです。

実際には証拠保全をしないで、いきなり訴訟を起こす弁護士が少なくありませんが、医療過誤を専門とする弁護士の一人として、それは問題だと思います。

カルテなどを十分チェックしない限り、医療の流れを把握することはできません。そうした手続きを経ないで、医師の責任、さらに医療行為と被害との因果関係の有無などについて、判断することは困難だからです。もっと言えば、証拠保全をしないまま医療訴訟に持ち込めば、逆に依頼者に迷惑をかけることにもなりかねないのです。

実際、こんなケースがありました。ある医療過誤裁判です。受任した弁護士は証拠保全の手続きをしていませんでした。第1回口頭弁論で病院側にカルテなどをとりあえず出させたのですが、あろうことか、その弁護士はカルテを依頼者に渡して「検討してください」と指示し、それきりだったというのです。おかげで審理は1回でストップしてしまい、訴訟は1年間進行しなかったということです。

困り果てた患者さんのご家族が、このあと私のところに相談に来られたのです。依頼者の話によると、この弁護士は居留守を使ったり、逃げ回ったりと、無責任な態度に終始したようです。つまり、医療過誤裁判が何たるかを全く知らなかったのでしょう。

不幸にして医療事故に巻き込まれたら――。弁護士の専門、依頼人との相性などを慎重に見極めることが重要です。「医者を選ぶのも寿命のうち」と言われますが、弁護士も同じことが言えるのです。

その4　医療過誤立証をはばむ「三つの壁」

Q　医療ミスを立証するのは難しいと言われますが、本当でしょうか。素人にわかりやすく説明してく

ださい。

A　医療過誤（いわゆる医療ミス）事件というのは、民事上は、不法行為による損害賠償請求事件の一分野です。

不法行為として損害賠償が認められるには、過失とその過失によって生じた損害が発生したこと（これを因果関係といいます）があることが要件です。

不法行為による損害賠償といえば、ご質問のように、交通事故による場合が一般的で分かりやすいので、交通事故と比較しながら説明します。

交通事故の過失というのは、信号を守るべき注意義務、スピード規制に違反しない注意義務、前方を注視すべき注意義務などに違反した場合などについて、過失があるということになります。

医療過誤による過失というのは、医師が注意義務に違反した場合に過失がある、ということになるのですが、その医師が、どのような注意義務を負っているかが問題になります。

交通事故の場合は、注意義務の内容は分かりやすく、また、注意義務違反があったかどうかは、公衆の面前で起こるのがほとんどです。

したがって、目撃者がいたり、現場に証拠物が残されたりするし、警察の現場検証などでも事故原因、すなわち過失の内容が、ほぼ明らかにできることになります。

また、交通事故によって身体的被害を受けた場合には、自動車損害賠償保障法（いわゆる、自賠法）第三条によって立証責任の転換が行われているため、被害者は被害があったことを証明すればよい、ということになります。つまり、過失の主張はすることはないのです。

それに比べて医療事故の場合は、過失についての立証責任は患者側にあるのです。医療事故は、手術室、病室などで起こることが多く、しかも目撃者は加害者側の人間がほとんどで、第三者的な目撃証人は期待できません。

そのうえ被害者は、死亡したり、後遺障害を受けていることが多いので、患者自身は証人になりようがない場合が多いのが実情です。

そのため、患者側は、どのようなトラブル、事故があったのかを証明するのは、非常に難しいということになります。これが、医療過誤裁判でよくいわれる「密室の壁」といわれるものです。

また交通事故で問題になる自動車の運転そのものについては誰にも分かることですが、医療のこととなると、被害者はおおむね素人であって、何が起こったのか分からないし、専門知識が要求され苦労することになります。これが「専門性の壁」です。

これらの専門的知識、責任の所在を明らかにするために、専門家である医師の協力を求めても、共同体としての医師会などの壁があります。これがいわゆる「封建性の壁」です。患者側に協力すると、その医師は仲間はずれになるような雰囲気、傾向があるのです。

しかしこの「封建性の壁」は、医療者側だけにあるのではなく、患者側にもある、ということを実感しています。というと意外に感じるかもしれませんが、患者側の人間関係で、「どうせ医者・病院にはかなわないから」とか、「病院と争ったら、まわりからとやかく言われる」「これからかかりにくくなる」などで悩まれていることを、患者側との法律相談の段階で、見ております。医療過誤の疑いが濃厚、と考えられるケースで、このような被害者側の封建性の壁を感じることもあります。

これらの問題は、時代の流れでしょうか、最近はだいぶゆるやかになってきましたが、あいかわらず訴訟を提起するときに実感している「三つの壁」です。

これらの三つの壁を突破しなければならないので、医療過誤は難しい、といわれています。そのため勝訴率も、一般民事事件にくらべて低く、50％を切っている、といわれております。

その5　医療過誤の判断は難しい

Q　なぜ医療過誤の有無を判断するのが困難なのでしょう。交通事故の場合と比較して説明してください。

A　医療事故は、ほとんどが密室で起こるので、医療過誤があったかどうかの判断は、非常に困難になります。

交通事故の場合は、負傷したり、死亡した場合には、責任が誰にあるかは別にして、事故があったこと、その事故によって負傷、死亡したことは明らかです。

医療過誤の場合は、医療過誤があったのか、それによって障害を負ったのか、死亡したのか、医療行為そのものに伴う障害、死亡なのか判断が非常に難しいところです。

患者はもともと疾病があるので病院に行くわけですから、過失がなくても常に障害を受けたり、死亡したりする可能性があります。そのため、病院へ行って後遺症が残った、あるいは死亡したということだけで、医師の責任を問われていたのでは医師も困ってしまいます。そのため、過誤によるものかどうかの判断が、とても難しくなります。

では、素人としては、何を基準にして考えたらよいのでしょうか。

一応の目安として、

①受けた治療行為からは、通常発生しないであろう結果が発生した場合、

②死亡するとは考えられないような病気で病院に行ったのに、死亡して出てきた、ということになれば、何かあったと考えてもおかしくないでしょう。

たとえば、扁桃腺《へんとうせん》の除去のための手術で入院したのに死亡してしまった、ということならば、何かあったと考えるのが当たり前と思われます。

検査のために入院したのに死亡してしまった、というのも同じと思われます。

このように、ひょっとしたら何かあるのではと感じたら、一応疑問をもって専門家・弁護士に、相談するのがよいでしょう。

ときどき、変だなと思っていきなり病院に行って抗議した、という人がおりますが，患者側にとってはあまりよいことではありません。

重要な証拠であるカルテを改ざんされたり、重要なレントゲンなどを消去されたりすることが心配されるからです。

まず、専門家に相談し、問題があるということになったら、証拠保全の手続きをすることが必要

です。交通事故では、証拠保全はまず必要ないことです。

カルテ改ざんは、一般に考えられている以上に、行われています。私自身の経験でも、証拠上改ざんしたことが明らかになったケースが4件あります。「証拠保全手続き」というのは、改ざんを防ぐために、病院側に予告をしないで、裁判所を通して、カルテを写真撮影、コピーなどの方法で、証拠として裁判所に確保する手続きをいいます。

この証拠保全をして、カルテ、検査記録などを確保してから、医師の責任の有無、因果関係の有無、裁判で勝訴できるかどうかの視点で検討することになります。

この段階で、協力してくれる医師に相談したり、文献を検討したりして、最終的判断をすることになります。

といって、すぐ訴訟を提起するわけではありません。

事実関係をもとに、精査して得た患者側の意向を、病院側に文書で伝えます。

現在、病院側には顧問弁護士や、医師会の顧問弁護士がおり、こちらの文書を検討して、どう対応するかを考えるのが一般的です。

私の経験によると、病院側が「争う余地なし」あるいは「一概に争っても病院側が不利」などと判断した場合は、代理人の弁護士が、話し合いによる解決を希望してきます。この場合は、代理人による交渉となります。また、都道府県医師会の「紛争処理検討委員会」が表面に出てくることもあります。

このような段階で、解決することもあります。

通常は、以上のような経過を踏まえてから、訴訟を提起するか、どうかとなります。
ともあれ、私たちは、患者の人権・人命を守ることにあります。

その6　歯科治療で「過誤」が問題となるケース

Q　歯科治療に行って医療過誤の被害に遭わない方法はありますか。

A　歯科治療に関しての相談や裁判となった事例の中から、歯科治療に起因する症状や、それらを予防するには、おかしいなと思ったときどうすればよいのかについて、患者であり同時に法律家でもある立場から考えてみます。

歯科治療後に生じたよくある訴えには、次のようなものがあります。

①インプラント施術後に、あごの感覚が麻痺《まひ》した
②歯の治療後、その周辺部分が腫れて痛みも出た
③治療後、口が大きく開けづらくなり、開けると音がしたり、痛みが出た。肩こりや頭痛が続くようになった
④長年、歯周病治療に通っているのに、なかなか治らない

などなどで、これらはすべて患者が損害賠償を求めて裁判や交渉になりました。
それぞれの原因は、

①は、あごの骨にインプラントを埋め込む際に、下歯槽神経を傷つけてしまった
②は、歯の根っこにあった慢性化していた炎症を急性化させてしまった
③は、歯を削ったり矯正した後で、かみ合わせの調整をきちんとせずに放置した
④は、基本的な歯周病治療のプロセスを経ていない
という疑いがあります。

これらの症状が出たからといって、直ちに医師の責任を問えるというわけではなく、医師に過失があったかどうかがもちろん争点になります。

さて、歯医者さんの技術や治療には、本当にピンからキリまであります。誰にでも任せて安心というわけではないので、歯科での医療過誤予防には、やはり、患者さんによる歯医者さん選びが重要です。

有名大学卒も、マスコミでの有名人や賞状もあてにはなりません。何パーセント（もしくは何割？）かはコネや勉強不足だったりするし、治療技術も日進月歩ですから。

最近の事件になった歯医者選びの失敗の事例を二つ紹介します。一つは、会社から、会社とお付き合いがある偉い先生だからと言って紹介してもらった。もう一つは、折り込みチラシを見て説明を聞きに行ったら、自信ありげに説明するので信用してしまったというものでした。

医者探しは、お知り合いの人が、実際に治療を受けて「よかった」医者の紹介を受けるのが、正攻法でしょう。もし可能なら、歯医者さんの治療を一番近くで見ている歯科衛生士などの医療従事者に聞くのが一番確実です。

もう一つ大事なのが、医者の説明をきちんと聞き、場合によってはセカンドオピニオンも聞くことです。

患者さんは、「歯が痛い」「歯の調子がおかしい」「詰め物が取れてしまった」というような理由で歯医者さんに行くのがほとんどでしょう。それで治療椅子の上で口を開けて治療に入ってしまうのですが、大抵の人が、どの歯についてどんな治療をされているのかわからないままなのではないのでしょうか。

初診時、口の中を診てもらったら、治療前にどの歯がどの程度に悪いのか、お医者さんに尋ねてみましょう。

歯には全部ナンバーがつけられていて、前歯を中心に1から8番まで、左上の1とか2などと呼ばれます。

お医者さんに聞けば、何番が何度（軽症順に1～4度）の虫歯なのか、歯周病の何度か、さらには、どう治療するのか、どの程度の期間・回数がかかるのか、教えてくれるはずです。

このような説明をしない歯医者、説明を嫌がる歯医者は要注意です。歯医者によっては、治療を引き延ばしたり、無駄な治療や自費による過剰な治療を行う人も出てきます。

治療に入ってからも自分の歯の状態を聞いて、調べてみましょう。難しそうな病気でもないのに長期間治療が継続して治らないようでしたら、別の歯医者に診断を受けて聞いてみましょう。

不安に思っていることを訴え、今の治療でいいのか、自費治療が必要なのかなどを聞いてみることです。大学病院に行くと、かかっているお医者さんによく相談してみなさい、で終わってしまうので、やはり、信用できそうな町の歯医者がお勧めです。

その7　治療内容を記録しておくこと

Q　歯科治療で医療過誤の被害に遭わない方法について、より詳しく教えてください。

A　実際に治療してもらうことになったら、毎回、どの歯をどのように治療したか聞いてみて、ご自分で記録しておきましょう。

お医者さんもカルテを書いていますが、歯科医のカルテは私が見た限り、きちんとした記載がないか、少ない。定型的な治療内容の略語しかないようなものがほとんどです。これは、歯医者さんのカルテが主として保険請求をするために書かれているような事情からくるのでしょうが、それでも、治療内容を正確に記載していれば、それだけでも正直な歯医者さんです。

私が事件で経験するのは、やってもいない治療や指導をやったようにカルテに記載（よくあるのがブラッシング指導、歯周病の治療・指導）した例が多いのです（そんな医者だから事件になるのでしょうが）。ひどい例では、治療していない虫歯を治療したように記載していたものもありました。このような虚偽記載は、保険請求のために外見を整えるためのカルテなのです。

記録を残しておくメリットは、忙しい歯医者に行くと、時々、主治医の先生以外の医師か衛生士か無資格の助手かわからない人が、口の中を掃除（歯石除去）したり、削ったり、根幹治療までしていることもあります。単なる助手（無資格者）に治療行為を行わせている歯医者も、まま見受けられます（これが先生よりうまかったりするのですが、それはまた別の話）。

裁判になれば、明らかな歯科医師法違反なので、そのような事実はなかったとお医者さんは争いますから、誰にどんなことをされたか記録しておくと、仮に事故になった時に大変役に立ちますし、自分の歯の病状を把握されるのにもよい勉強だと思います。

2005年の4月1日から個人情報保護法が施行され、5000件以上の個人情報を取り扱う個人情報取扱事業者に対して、自分の情報の開示や訂正の請求を求められることになりました。自分のカルテも開示を求めることができるので、ぜひカルテのコピーをお医者さんにお願いしてください。これに快く応じてくれるお医者さんなら、少なくともご自分の治療に自信を持って良心的に治療されているところと考えてよいでしょう。

次に事後的対処法です。不幸にも、お医者さんの治療内容がおかしいとか、治療によって変な症状が出たなどの状態になったら、我慢しないで、すぐに別の歯医者さんに行って、症状を訴えてください。早ければ早いほどいいですし、なるべく詳しく経過と症状を訴えて、現状をカルテに記載してもらってください。そのお医者さんが信頼できると思ったら、そこで治療を受けてみることです。最初のお医者さんへの遠慮は、自らの症状や状態をひどくする場合が多いのです。

医者の過失が問題になった場合も、その医療行為によってどんな結果が生じているかは、次の医者による客観的なカルテの記載だけが（自分の受診記録があればそれも）よりどころになるのです。そのような次の医者の協力があるかないかで、事件化できるかどうかは大きく違ってきます。

ただし、次の医者に前の医者の治療がおかしいとか、それで今の症状が出たとか、言ってもらう必要はありません。やはり医者同士はかばいあうという心情も根強いですし、無理に言ってもらおうとしても、治療には良心的なお医者さんでも嫌がる人が多いのも事実。求めたいのは、その時点での客観的な歯の現状、症状、訴えの記録なのです。

2番目のお医者さんの診察が最初のお医者さんと同じで、それでも納得がいかなかったなら、大学病院に行って確認してみましょう。

とにかく、医療の世界も自己決定の時代です。そのためには、自分でできる限り情報を集め、複数のお医者さんに聞いてみてください。何も知らないと、説明を受けても、結局まったくわからない、という結果に終わってしまいます。医療過誤の結果をひどくしないためにも、患者さんも努力をしなければならないということです。

《原因のない結果はない――歯科医の視点から》

根間英人（根間デンタルオフィス院長）
泉　邦彦（いずみ歯科医院院長）

その1　「顎関節症」と診断、歯を削られ、ますます悪く

Q　「顎《がく》関節症」と診断、歯を削られ、ますます悪くなり困っています。転医しても一向に良くなりません。

A　顎《あご》が痛い、音がする、口が開きにくい。これらの症状を総称して「顎関節症」と言います。上あごと下あごの間にあるクッションの役割をしている「関節円板」がズレたり、周りの筋肉や靭帯などが炎症を起こすことによって起きてきます。

ただこの「顎関節症」という病名は、おなかが痛い時に「内臓病ですね」と言われるようなもので、そのあやふやさが混乱や誤解を招いているのだと思います。

痛みの緩和や口を開くようにするといった対症療法は、ほとんど確立していて、薬（痛み止め、筋肉の緊張をほぐす物、ときには精神安定剤等）や理学療法、顎に負担をかけないためのスプリン

ト（マウスピースのような物）療法などです。急性症状は、これでほとんどやわらいでいきます。では症状が取れれば治ったと考えてよいでしょうか？

実はここからが本当に大変なのです。

物事、何事もそうだと思いますが、原因のない結果はありません。この病気の厄介なところは、その原因があまりにも個人差が大きいことにあります。

数多くの研究で食いしばりや歯ぎしり、うつ伏せ寝、偏側噛《か》みなど顎に負担をかけ過ぎた場合に起こりやすいことは分かっています。文明食に慣れた我々の食生活にその原因を求める人たちもいます。顎の退化傾向は歯科医ならずとも認めるところですし、精神的なストレスや家族的要素も関係しているようです。

しかし、同じような条件でも、なる人とならない人がいます。つまり生活習慣も含め、個人をかなり把握していないと「原因療法」としての治療ができません。

もうひとつ付け加えるならば、例外が多い、ということです。顎関節症も持っているし、多くの似通った症状もあるが、実は本人を苦しめているのは違う要因だった、ということもよく経験します。

△こんな治療は要注意！

詳しい問診や検査抜きで「噛み合わせが悪いからですね」といきなり歯を削り始める。顎関節症の治療と噛み合わせを良くするのとは、似て非なることだと認識した方がよいでしょう。

例えて言うなら、傾いた家をかろうじて支えているつっかい棒を、邪魔だからといって取ってしまうようなものです。

元に戻せない治療を選ぶ時は、くれぐれも慎重にしたいものです。結果として歯を削らざるをえないことはもちろんありますし、噛み合わせの悪さからくる全身への悪影響は、あまりにも多すぎて、ここでは語り尽くせないぐらいです。

また、保険診療でどこまでカバーできるかというと、かなりお寒いのも現状です。多くの心ある歯科医がこれで頭を悩ませています。

多くの病気がそうであるように、心身のバランスが崩れた時、ふだん隠れていたものが顔を出してくる。

顎関節症を単なる顎の問題としてとらえるのか、体や日常生活にひそむ何かへの前触れや警告ととるのか、医療者はそのへんの認識が必要であることはいうまでもありませんが、患者さん自身にも考えていただきたい問題です。

医療は、患者さんと医療者の二人三脚で治していく姿勢が、まず基本にあるかどうかをお互いに問い直したいと思います。

齟齬《そご》という言葉が、最近よく使われます。上と下の顎のずれから来る不調和のことを例えて、意見や事柄の食い違って合わなくなることを意味します。

この「顎関節症」もまさに、いろいろな意味で齟齬をきたしてしまった疾患といえるかもしれませんね。

その2　お年寄りの健康管理は「口の清掃」から

Q　寝たきりの75歳の母が内科医から、「口の中を中をきれいにしておかないと、肺炎の原因になる」と言われました。

A　寝たきりのお年寄りの健康管理の一つに、「お口の清掃」が挙げられます。健康管理で床ずれ対策が重要なことは分かるものの、なぜお口の清掃が関係あるのか。ちょっとピンとこないかもしれません。

しかし、実は大いに関係があるのです。

お年寄りの場合、お口の汚れやさまざまな菌が、気管に入り、それがもとで肺炎になることがあります。

ふだん私たちは、のどにある特殊な反射機能のおかげで、飲食物などは肺に入りません。かりに気管に入ったら、ゴホンゴホンとムセを起こします。皆さん誰でも、1度や2度はそのような経験をしたことがあると思います。

しかしお年寄りでは、これらの反射が鈍くなって、時にはムセも起こらず、飲食物の一部が気管に入ってしまい、やがて肺炎を引き起こす例が多くあります。

寝たきりになって体力の衰えている方の場合は、食後に磨くことはもちろん、就寝前にもう一度、お口の中をきれいにしておくことをお勧めします。

お口の中の汚れやばい菌を減らすことで、それによって肺炎の危険性を減らすことができるからです。このような意味合いから、内科の先生が「よく口の中の掃除を」と指摘してくださったのは、とても重要なアドバイスと思います。

中年以降になると、歯茎がやせてきて、今まで歯肉に覆いかぶさっていた歯の根が、露出してきます。

ここはあまりゴシゴシ磨くと、歯が擦り減って、かえって「しみる」などのトラブルを起こすことがありますので、むしろ柔らかな歯ブラシで、清掃してください。

舌の表面にも、お口の汚れがたまります。

特にお年寄りの方は、唾液《だえき》の出が悪くなり、時には服用している薬の影響から、さらに唾液の流出が悪くなり、舌に食べかすが残ってしまう場合があります。

これも菌が繁殖しますので、ここも清掃してください。

そのために作られた舌ブラシ・舌スポンジなどもありますので、介護用品を取り扱っている店で、尋ねてみるとよいでしょう。

実物はなくても、参考になるカタログは置いてあると思います。

今「歯科訪問診療」といって、寝たきりなどで通院が困難な方の場合、歯科医が機材を持ち込んで治療する、という制度があります。

いくつかの制度がありますが、健康保険で対応できます。

ただ、個々の歯科医院で診療システムが違うように、すべての歯科医院が訪問診療を行っているわけではありませんので、まずはご確認ください。

最近では、歯科医師会で、訪問診療を受けてくれる歯科医師を紹介してくれるところもありますし、インターネットで探すことも一つの方法です。

寝たきりの方のブラッシングをどうするか。その際のうがいはどうするか。

これらのことがらを歯科界でも新たな問題としてとらえ、その対応に今、さまざまな工夫がなされています。

このような実情をもよく理解し、歯科医と共に各家庭を訪問し、ブラッシングなど、お口のケアをしている歯科衛生士も大勢おりますので、どうぞご相談なさってください。

地理的な理由から、コンタクトが無理な方の場合は、要介護者の方のお口のケアをどうしたらいいか、一般向けの書物もかなり出版されています。

このように力になってくれるような窓口はありますので、どうぞ一人で背負いこまず、身近なところから尋ねてみてはいかがでしょうか。

その3　神経を抜いても痛いのは？

Q　歯の治療で神経を取ってもらいました。ところが、最近になって再び痛み出してきました。神経が

なければ、痛みとはサヨナラだと思っていたのにどうしてですか。

A　私も大学で勉強する前までは、ご質問者の方と同じように思っていました。詰めたものが絶対に取れなければ、かぶせた物の中も腐ったりせず、神経にしても摘出したら痛みから解放される——。つまり、治療したらもうそこで終わりで、虫歯などに「再発・再治療」ということはない、と。

ところが、大学で少しずつ学んでいくにしたがい、体の一部である歯、それを支えている組織は実に精巧にできていることを知りました。そして、それだけに、何か異常をきたした際に治すのは大変で、そのために「歯科」という学問体系があるのだ、と痛感した次第です。

さて、結論から言ってしまえば、「神経を取ったはずの歯」が再び痛み出すことは、よくあることなのです。神経は歯の中心部、歯髄腔《しずいくう》と呼ばれる室に入っています。歯髄腔は数層の組織、それもエナメル質、象牙質という硬い組織に守られています。

患者さんのなかには、治療中10分ぐらいたつと「もう神経は取れましたか?」と聞く方がいますが、神経の入っている室の入り口を見つけるだけでも大変なことなのです。

カニ脚の身を、その硬い甲羅を折らずに、しかも特定の方向に取り出すことを想像してみてください。歯の神経を取り出すというのは、それと同じ作業なのです。しかも、人の口の中でやらなければなりません。患者さんは口を開けているのがつらく、次第に閉じてきます。そのたびに、「口を大きく開けてください」とお願いするわけです。

それだけではありません。仮に口を最大限に開け続けていただいても、神経を全部確認することは不可能なのです。神経は細い繊維の束になったような格好で、歯髄腔の中に血液や組織液とともに入っています。

その室はある個所では曲がりくねり、別のところではすぼんでいたりと、その形状は複雑です。加えて、奥歯などは一本の歯なのに、そうした複雑きわまる室が三つも四つもあったりするのです。ですから、神経と一口に言いますが、そう簡単に取り除くことはできないのです。

でも、考えてみれば当たり前のことです。ほんのちょっとしたことで神経がむき出しになるようでは、激痛の連続で、食べることすらできません。そうはならないように、天が歯をこのような頑丈な構造にしたのでしょう。

さて、無事に神経が取れたとしましょう。歯科医は神経を摘出してできた空洞に、薬剤で詰め物をして密閉することになります。むろん、この一連の作業も患者さんの口の中という、ごく限られたスペースのなかで行わなくてはならないわけです。顎の中に埋まっている根の形がどういうふうになっているか、歯の外形を見ただけでは分かりません。どうしても勘と経験が頼りになります。

私の経験でお話しすると、治療して数日後に、再び痛みを訴えた患者さんがいました。「そうならないようにするのがプロだろう」と、お叱りを受けるかもしれませんが、手さぐりより難しい、〝指さぐり〟での作業なので、神経がどうしても取りきれない個所が出てきてしまうのです。

また、神経の〝取りこぼし〟だけではありません。薬剤が不十分な場合も「痛み」の原因になったり、冠をかぶせたことで噛《か》み合わせのバランスが狂い歯周疾患になって痛くなったりすることもあります。いずれにしても痛みが再発したら、原因が何か診断してもらって、それに見合った対応をしてもらうことです。

誤解がないように付け加えますが、私たち歯科医は全力を傾注して患者さんの治療に当たっています。しかし、残念ながらこれまでお話ししたように、どうしても困難が伴います。他の先生方が本欄で書かれているように〈医療に絶対はない〉のです。そういう意味では、なるべく軽症のうちに診てもらい、異常の少ない状態、あるいは健康な状態を維持するという、そんなプラス思考で歯科受診なさってみてはいかがでしょうか。

その4　神経取る医者、取らぬ医者

Q　今まで何ともなかった歯が急に痛みだし、歯医者に駆け込んだところ、「神経を取った方がいい」と言われました。念のため別の歯科医で診てもらうと、「神経は残して治療する」と告げられ、3軒目では「しばらく様子をみましょう」と言われました。どうしたらいいか教えて下さい。

A　診断あるいはその治療方針に疑問を抱いたら、別の医療機関に聞いてみる、つまりセカンドオピニオンを求めるということになります。
しかし、そこでもしっくりいかなければさらに複数の医療機関で受診し、それらのうちいくつかが重なっていれば「ああ、この場合はAという病名で、治すには○○という方法がいいのかなあ」となるわけです。ところが、今回のご質問者の方のように、〝絞り切れない〟となれば、悩みだけが残ってしまいます。

私も、患者さんとのやり取りの際は、こちらの伝えたいことを誤解されないよう、言葉を選びながら慎重に話をするよう努力をしています。

しかし、時には自分の思っている結論を先に提示してしまうことで、患者さんを惑わせてしまうケースもあるようです。物事を順序立てて、先方に合わせて話を進めていけば問題はないのですが、〝これは当然分かっているはず〟と勝手な思い込みで話をすると、とんでもない誤解を与えることになりかねません。治療でないにしろ、こちらの言動で患者さんを悩ませてしまい、結果として「医原病」の原因を作ってしまったかもしれない、と反省することもあります。

今回のケースでは、３人の先生がそれぞれ違う診断をされたようです。悩んでしまうのは無理からぬことです。

普通、「痛い」と言って来院される方の多くがムシ歯です。ほとんどの場合、「ここに穴がある。これが痛みのもとだろう」と予測がつきます。また、外観上、穴が見えなくてもレントゲン撮影し、歯と歯の隣接個所にムシ歯が確認できたり、あごの中に埋まっている根っこの周囲に病巣が写っていて、それが痛みの原因だろう、と分かる場合もあります。

時には、年齢とともに歯茎が退縮してきて、それが原因となって、痛みが生じるということもあります。しかし、治療の現場では、このように教科書に載っているような症状の方ばかりが来院されるわけではありません。

外観上、歯に穴は見当たらず、レントゲン撮影しても病巣は確認できない。といって、歯茎が退縮しているわけでもない。だけども、「痛み」を訴える患者さんが目の前にいる――。そんな事態に直面すると、「この痛みはどこからきているのだろうか……」と、医者であるこちらの方が迷ってしまうこともあるのです。占いでよく当たるのを、「黙って座ればピタリと当たる」と言いますが、医療の現場ではなかなかそうはいきません。

そんな時は、患者さんからまず症状を聞き出し（問診）、状態像をよく見て（視診）、患部に触る（触診）のはもちろん、空気や水を吹きかけたり、時にはたたく（打診）などして刺激を与えてその反応を観察します。そして、レントゲンなど機械から得られる情報なども参考にしたうえで、考えうる病名をあげては、絞り込んでいきます。

それでも判断しかねる時もあるのです。よく知られているように、身体の疾患にはさまざまな兆候があります。実は、そうした兆候が一つに収れんされて病気の症状として固定化されるには時間を要するものなのです。ですから、診断には時間を要することもあります。

ご質問者の方の場合、医師から、「痛みの原因がいくつか考えられるのですが、これっ、という決め手がまだ判明しません。さしあたって、あまり侵襲（外部からの刺激）を与えない方法を選びますが、あまりにも痛みがひどいようでしたら、神経を取り除きます」というような話があれば、悩まずに済んだかもしれませんね。

体の構造はかなり複雑で、この方のように即座には診断がつかず、長い間痛みを背負わなければならない、というケースもあります。とはいえ、強い痛みが出てきてからではなく、軽症のうちに歯科医に行かれた方が、患者さんにとってもはるかに楽なのは言うまでもありません。

《「薬補は食補にしかず」――薬剤師の視点から》

大石暢子（大石薬局薬剤師）

その1　医薬分業の現場では

Q　医師の発行する院外処方箋《せん》で薬局で薬を受け取る。そのプラス・マイナスを教えてください。

A　日本の医療が近代的なものに変わったのは、明治政府になってからでした。さらに敗戦後、現代医学は大きく進歩して医療の質も変わりました。それに国民皆保険制度、くわえて介護保険が導入されて、質的にも量的にも大きく変貌しました。一方、流通する医薬品の数は膨大となりましたから、歴史に残るような薬害も、一つや二つではありません。

このような背景のもとでは、投与されるお薬は、できるだけ厳密に点検する必要があります。これが医薬分業を推進する理由の一つです。

医薬分業を否定的にとらえる人たちは、「医療機関から離れた薬局に出向くのは病人に気の毒」と言いますが、薬局へ処方箋を持っていくのは、必ずしもご本人でなくても、ご家族や介護をしてくださる方でも、代行できます。条件が整えば、薬剤師が訪問してお薬の説明をする制度もあります。

医師のなかには、「処方箋を出したくとも近くに薬局がないので」とおっしゃる方もいますが、患者さんの立場では、その生活圏に薬局があればよいのです。

たとえば、天下の東大病院の処方箋は、日本全国で調剤されています。むしろ医療機関の近くにあって、一見独立しているかのように見える薬局が、実は、医療機関のダミーであったり、経済的に癒着している場合もあります。

近くの医大病院で院外処方箋を出すことになったケースで、薬剤師会から派遣されて患者さんの相談を受けに行った時のことです。

大雨の中、小児科の患者さんが、処方箋を持って近くの薬局へ行きました。ところが断られてしまって途方に暮れた揚げ句、相談コーナーに電話をかけてきました。調べたところその薬局は、眼科とタイアップしていましたので、小児科のような効率の悪い処方箋は手掛けたくなかったのかもしれません。別の薬局をご案内して、間もなく配達してもらうことができました。

このことは、同業者として穴があったら入りたくなるような事件でした。

医療機関によっては、特定の薬局を指定したり誘導したりすることがありますが、法によって禁じられています。

もう一つの問題は、医療機関で薬を受け取る時より、わずかながら費用が高いということです。それは薬剤師によって、他科の薬との飲み合わせなどのチェック、薬に関する情報の提供などの技術料が加算されるからです。『薬剤師のための添付文書の読み方』(菅野彊著・協和発酵)という冊子があります。この中からあるエピソードを紹介します。

最近引っ越してきたUさんは、院外処方箋は初めて。「この2種類の目薬をつける時に、少し時間をおいてつけていましたか?」「いや、すぐにつけていた」「目薬は目に一滴しか入らないのです。二つの目薬をすぐにつけると、前につけた薬は流されて効かなくなるのですよ」というやりとりの後、Uさんは、「私はもう10年以上、この目薬をつけている。それなのに、そんなこと一度も言われたことがない。いったい今までの10年間をどうしてくれるのだ!」。適切なつけ方を教えてくれなかった医師に対するUさんの無念さは察してもあまりあります。

実はこれに類する話は、薬局では山とあります。

欧米の長い歴史にくらべると、わが国の医薬分業は緒についたばかりです。問題点もたくさんあります。私たち薬剤師だけでなく、医療に携わるすべての人、また国民全体で、あるべき姿にするよう、まだまだ努力が必要です。

その2 漢方・ダイエット食品の問題点

Q いま関心を集めている漢方・ダイエット食品をめぐる問題点をどう考えますか。

A かつて筆者は『日中友好新聞』紙上で、お土産などで持ち帰る中国製の医薬品の危険性につい

て、

「内容の表示がない薬を使うのは、羅針盤なしで航海することと同じ」

と警告しました。案の定その後、神経痛やリウマチの漢方薬にステロイドが入っていたり、漢方の糖尿病薬に血糖降下剤が配合されていたことが報道されました。今回は健康補助食品を隠れ蓑《みの》にした未承認医薬品で健康被害が出ました。この事故の背景には消費者の側に間違った思いこみがありました。

未承認医薬品の存在を隠すために植物が配合されていたものを「漢方薬」と思いこんだことがひとつ。人間は弱い存在なので、客観的な情報もすべて自分に都合よく解釈します。植物→漢方薬→無害という連想で、この商品の安全を確信したに違いありません。

この傾向は医療従事者にも見られるので無理からぬことと思われますが、「天然物は無条件に安全」という誤った常識は捨ててもらいましょう。そして後進的な中国の薬事行政の実態を直視する必要があります。このやせ薬騒動が沈静化しても、消費者が〝ハダカの王様〟状態から脱皮しなくては、形をかえて第二、第三の事件が起こるでしょう。

94年、米国では「ダイエタリーサプリメント健康教育法」を新しく制定し、「ダイエタリーサプリメント」（栄養補助食品または健康補助食品と訳されている）という、医薬品でもない、食品でもないという新しいカテゴリーを設けました。例えばビタミン、ミネラル、アミノ酸、ハーブや他の植物成分です。

米国は医薬品については、消費者保護の立場からその安全性と有効性について客観的証明を必要としていますが、ダイエタリーサプリメントではこの経験が生かされていません。死亡事故など健康被害も多く「サプリメントは『データのない世界』に存在しているのが現状である」（『薬のチェックは命のチェック』七号より）と言われています。

97年、米国から「非関税障壁」だと迫られ、わが国でも次のような新しい食薬区分を導入しました。

◆保健機能食品

①特定保健用食品

②特別用途食品

③栄養機能食品

ビタミン12種、ミネラル２種

◆健康補助食品

この項にはニンニクのような食品からイチョウなど限りなく医薬品に近いものが入っています。ただし臨床データはつけていないので、健康機能つまり薬効をうたうことは許されません。その中には薬理作用を示すものも含まれるので、単独での使用、医薬品との併用で有害な副作用を引き起こす可能性があります。

米国の薬剤師は、ハーブ製品使用時に次のようなアドバイスを行います。他のサプリメント購入の場合にも役に立つと思われるので、参考にしてください。

①自然療法専門家の監督下でない限り一度に一製品だけ使う。

②症状の変化に関する日誌をつける。
③主治医などに使用している製品について知らせておく。
④製品は信頼できるところから買う。
⑤製品は子どもの手の届かない、乾燥した冷暗所に貯蔵する。
⑥後に参照するために製品の箱や包装を保存しておく。（『Pharmavision』55より）

一方、ドイツでは100年も前からレホルムハウスという専門店があり、健康食品・自然食品や薬草療法について専門家の指導を受けることができます。レホルムハウスを開くことができるのは、レホルムアカデミーを卒業して州から認定を受けた人だけです。

今回問題になっているのは個人輸入によって入手したケースが多いと聞くが、健康被害がでても現行の法律では救済するすべはないので慎重に決断してほしいのです。規制緩和の美名に隠れて国は、国民の生命財産を守る義務を放棄してはならないのです。

その3　サリドマイドの個人輸入が急増している？

Q　昔、サリドマイド薬害が起きて、大きな社会問題になったと聞いたことがあります。そのサリドマイドがまた、医療現場の一部で用いられていると耳にしましたが、現状はどうなっているのですか。

A　サリドマイド薬害とは、1950年代の終わりから60年代前半にかけて、大日本製薬などが販売した鎮静・催眠剤「サリドマイド」を、妊娠初期に服用した妊婦の中から、四肢に障害がある子が次々に生まれたものです。

被害者家族と国及びメーカーとの間で約10年間にわたる裁判が争われた結果、国とメーカーはその責任を認め、製品を回収、販売を中止し、承認を取り消しました。

そのサリドマイドが近年、別の治療目的で復活しつつあります。その経過を財団法人いしずえ（サリドマイド福祉センター）の資料などを参考にたどってみます。

まず諸外国の場合は、ブラジルで65年にハンセン病治療薬として製造・販売され、各国に輸出されています。82年、ブラジルサリドマイド被害者協会（ABVT）にサリドマイド被害児誕生の報告や相談が相次ぎました。

88年にはWHO（世界保健機関）が使用に関し、「女性への投与は閉経以後のみとすべきである」というガイダンスを発表しました。ブラジルでは97年、妊娠可能な女性の服用を禁止にしましたが、この間に被害者は86人に及びました。

98年7月、アメリカのFDA（食品医薬品局）はセルジーン社の申請に対して、適応症をハンセン病に伴う炎症の治療薬として認可しました。その時、FDAはサリドマイド教育と安全な処方のためのシステム（STEPS）を適用しました。すなわち、①サリドマイドを処方するすべての医師及び薬剤師はFDAに登録する②サリドマイドを使用するすべての患者はインフォームド・コンセントの手続きを行い、監視制度へ登録される③さらに妊娠可能な女性の場合、確実な避妊法を採用する――というものです。

日本ではかつて、サリドマイドは国が承認した医薬品でしたが、承認は取り消されて現在にいたっています。従って未承認薬であり、国内での製造、販売は違法です。ただ例外として、研究や治療目的であれば、医師による個人輸入までは規制されていません。他者への譲渡は違法で、医師と患者の自己責任においてのみ使用できます。

厚生労働省の調査によると、サリドマイドを個人輸入したことのある医師155人のうち126人が、使用経験があり、患者の「飲み残し」のサリドマイドを患者全員から回収している医師は44％にすぎず、28％の医師は「自分の机やロッカー」に保管するなど、医師のずさんな管理が浮き彫りになりました。

最近では多発性骨髄腫の治療のための個人輸入が盛んです。サリドマイドの個人輸入は、01年度に15万6600錠だったのが、02年度には44万454錠に達し、約2・8倍に急増しています。03年5月29日、輸入代行を請け負う業者のホームページのうち特に悪質なものを、厚労省が薬事法違反と判断し、業者はホームページを閉鎖しました。

しかし病に苦しむ患者がサリドマイドを渇望すれば、どのような経路を通ってでも大量に入ってくることは阻止できないでしょう。医師や患者がどんなに注意をしても妊婦に対するリスクを回避できないし、多発性骨髄腫の臨床実験で、サリドマイドを使うと、使わない場合に比べて血栓症が18倍発生するという報告があります。

サリドマイドの作用メカニズムの研究において「血管新生阻害作用」が明らかになり、がんやエイズや種々の炎症性疾患への治療効果が期待されているので、今後、サリドマイドは使われることが予測されますが、いつまでも医療の鬼っ子にしておいてはなりません。臨床実験中の薬は有効性も安全性もわからない存在で、有効性の方が大きい可能性もある一方、どのような危険をはらんでいるのかわからない状態です。
このデータを整理して有効性の情報も、危険性の情報も医師や患者に正しく伝える必要があります。医薬品としての位置付けをはっきりさせてアメリカのようにSTEPSを適用することが急がれます。患者にとって、もはや一刻の猶予もないのです。

その４ 知っておきたい「漢方の基本」

Q 葛根湯《かっこんとう》が風邪に効くと言われました。でも、漢方薬は毒にも薬にもなるとも聞きましたが、どういうことでしょうか。

A ふつう「風邪かな」と思った時は風邪薬を買って服用することでしょう。A社の○○でしょうか、それともB社の△△を選ぶでしょうか？ どれも厚生労働省の指導基準の範囲で処方され、分量も決められていますので何を選んでもほとんど変わりません。風邪の諸症状の緩和という大まかな括《くく》りの中で選ぶことになります。
それに引き換え葛根湯など漢方薬は、服用時の条件は厳密に決められています。まず、風邪の症状は大きく分けて①熱感と悪感の両方ある②熱はなく悪感だけ③悪感はなく熱がある——の３通りあります。葛根湯は①の熱と悪感の双方がある場合に使います。熱だけの場合に服用しても効果はなく、悪感の際に用いると逆に症状が悪化する場合もあります。また皮膚に触れてみて発汗している時に、葛根湯のような発汗解熱作用のある薬方を飲むと、発汗過多に陥ることがあるので注意が必要です。

このように漢方薬を選ぶ時は単に病名で判断せず、その人の体質や生活習慣を基礎に病原と病状をはっきりさせることが大切です。裏を返せば、病名に対応する漢方薬は一つだけでなく、複数の漢方があります。熱はなく悪感だけ訴えるケースは、病弱な方、病後、高齢者に多く見受けられます。この場合「麻黄附子細辛湯《まおうぶしさいしんとう》」をよく使います。私も父の晩年にはこの薬方を1日分いつも携帯させ、ゾクっとときたらすぐ1包をお湯で飲んでもらいました。そして、熱いおかゆを食べて一日温かくして治す――ということを経験したものです。

反対に体温計ではそれほど高くはないものの、体内に熱がこもってのどがチクチク痛んで口の渇きを覚える風邪の初期には「銀翹解毒散《ぎんぎょうげどくさん》」「駆風解毒散《くふうげどくさん》」「麻杏甘石湯《まきょうかんせきとう》」などがあります。

さて、話を葛根湯に戻します。元々この漢方薬は「桂枝湯《けいしとう》」という、風邪のごく初期に、虚弱な人、胃腸が弱い人でも幅広く使える基本的な漢方です。「桂枝湯」は、桂皮（ニッケイとかシナモンという木の皮）・芍薬（シャクヤクの根）・甘草（カンゾウの根）・生姜《ショウガ》・大棗《たいそう》（ナツメの実）の5味で構成され、芍薬を除けば全部食べものです。

桂皮と生姜には発汗解熱作用があり、甘草、大棗を併用することで健胃作用が加わります。桂皮、芍薬、甘草を一度に服用するので、頭痛、ノドの痛み、筋肉痛にも効果があるのです。

これらに葛根（クズの根）、麻黄を添加して、鎮痛・解熱、鎮咳《ちんがい》作用を強めたものが葛根湯なのです。葛根湯は風邪のほかにも、首すじや肩の凝りを緩めたり、下痢を止める働きもあります。

一方、麻黄は他の生薬と違って、一般にはなじみのないものです。アメリカではサプリメントとして扱われ、ダイエット目的の服用者から死者が出たことで話題になりました。

だいぶ前に、スポーツの国際試合でドーピングテストに引っかかった選手がいました。漢方薬なら安全だろうと、麻黄に覚醒《かくせい》アミンが含まれていることを知らなかったためです。麻黄にはエフェドリンという成分が含まれています。一般の総合感冒薬、せき止めや鼻炎の薬には合成のエフェドリンや塩酸メチルエフェドリンが入っていますので、うっかり併用すると交感神経が興奮してイライラ、不眠、動悸《どうき》、血圧が上昇することがあります。麻黄が入っている薬方はほかに麻黄湯《まおうとう》、小青竜湯《しょうせいりゅうとう》、麻黄附子細辛湯、麻杏甘石湯、麻杏薏甘湯《まきょうよくかんとう》、続命湯《ぞくみょうとう》などがあります。

貝原益軒は「……薬補は食補にしかず。……薬補はやむ事得ざる時用ゆべし」と言っております。熱々のくず湯にしょうが汁を落とせば、立派な風邪薬です。

《病にかからない努力が大切――鍼灸師の視点から》

石崎　卓（新八柱はり・きゅう院長）

その1　鍼灸における事故のケースとは？

Q　鍼灸《しんきゅう》は安全と聞いていましたが、友人が事故に遭いました。どんな時、どんな事故が起きる可能性がありますか。

A　1994年8月号『医道の日本』の「現代鍼灸業態アンケート」によれば、主な事故は多い順に脳貧血、火傷《やけど》、折鍼、気胸化膿でした。

そこで、この5件について私の考えをまとめます。

「脳貧血」による事故は、鍼《はり》の刺激などにより脳の血液循環が悪くなって起きるもので、多くは患者さんの体に対して刺激過多が原因です。

患者さんにより身体が刺激に非常に敏感な方もおられますので、このような経験をされた方が、初めて施術者に鍼を受ける際に、そのことを話されることをお勧めします。

「火傷」及び「化膿」は、どこから事故というのかが難しいのです。お灸《きゅう》の種類分けをする際、有痕灸、無痕灸という言葉があります。灸をした後に痕跡の残るものを有痕灸、残らないものを無痕灸といいます。

有痕灸はもぐさを直接皮膚まで燃やしますので当然火傷をします。大きなもぐさをいくつも皮膚まで燃やすと火傷をし、その後、化膿する場合もあります。

治療上どうしても皮膚まで燃やしたほうが良い場合がありますが、これは事前に施術者が患者さんに説明し、同意を受けるべきでしょう。

患者さんも火傷がいやであれば、初診時にはっきり断っておいたほうがよいでしょう。ただし、火傷しない治療を選んだ場合は、思うように治療効果が上がらない場合もあります。

つまり、その患者さんにとって最善の治療が火傷させるお灸であった場合、その治療ができないのですから、患者さんの選択の問題だと思います。

はっきり事故といえるのは、例えば灸頭鍼（鍼を皮膚に刺し、その頭にもぐさを載せて燃やす灸）をしている時に患者さんが、くしゃみなどをして、からだを大きく動かした際に、燃えているもぐさが鍼の頭から皮膚上に落ちて火傷をした時などでしょう。

これは明らかに施術者の問題です。一度に3カ所以上の灸頭鍼はせず、灸をしている時は患者さんから目を離さないようにしていれば起こりえません。

ただこれも各施術者によりいろいろな治療方法があり、施術者がそれらの危険性も十分説明し、患者さんもそれを承知の上で、治療効果が上がるので治療を受けたいという場合は、患者さんの選択の問題だと思います。

「折鍼」による事故とは、刺していた鍼が折れて皮膚内に残った状態になることです。曲がった鍼を何度も直したり電気を何度も通した鍼などで施術中に、急な筋肉の収縮が起きたときなどに折れることがあるようです。

これは施術者の問題です。例えば鍼を患者さんごとに使い捨てにしたり、一度曲がった鍼は使わない、鍼を折れやすい鍼体と鍼柄の接合部まで刺入しないなどにより防げます。患者さんとしては、施術中の急な動きは極力避けたほうがいいと思います。

「気胸」とは、刺した鍼が胸膜腔内まで達し、胸膜腔内に空気が入った状態です。吸気は、横隔膜が収縮するなどにより、胸膜腔の圧力が減少して肺が膨れるのですが、そこに穴があくと胸膜腔に空気が入り肺が膨れにくくなり、吸気が苦しくなります。

これも施術者の問題です。刺す場所、刺す深さを考慮して施術すれば、起こりえません。

「気胸」を含め、多くは施術者が患者さんを治したい一心で、ついやり過ぎてしまうことが原因となる場合が多いようです。

施術者は、今までの施術結果、今回の施術中・施術後の結果について、患者さんが何でも話しやすい場をつくる努力が必要だと思います。

患者さんも施術者に遠慮なく、どんなことでも話してください。

その2　自分が鍼灸に通った経験から

Q　ご自身が鍼灸に通っていたというお話しを聞きましたが。

A　以前、私は都内の某都市銀行に勤めていました。ご多分に漏れず猛烈に忙しく、独身時代から体調を崩すことがよくあったのですが、結婚後、千葉県にある自宅から都内への通勤が、1時間以上かかり猛烈に込む、その上残業、残業続きで帰宅するのは夜中、それでいて翌朝は通常の時間に出勤です。自宅とは、平日は5時間ほどの睡眠をとるところ、そして休日はほとんど1日寝ているところでした。

そして仕事帰りのある大みそかの夜、高熱を出していや応なしの寝正月となってしまいました。元日早々コタツでひっくり返っている私の前で、そのコタツの上をはい回っている10カ月になろうとしている長女の元気な姿を見ながら、このままではこの子を残して命取りにもなりかねないと思い鍼灸通いを始めました。

毎週土曜日だけはなるべく残業なしで（当時土曜日は終了が2時）、自宅とは東京都を挟んで反対の県にある友人の鍼灸院に通ううちに、少しずつ体力が回復してくるのが自覚されました。

鍼灸師には基本的には生活全般を見直さなければ本当によくはなりませんよ、とアドバイスされました。

もともと医療には関心を持っていましたので、通勤電車などで手当たり次第に病に関連した本を読みました。農にも関心を持ち、食にも関心を持ち、いろいろな健康法にも関心を持ち、そして長女が小学校に入学したとき、銀行を辞め鍼灸学校に入学し、卒業後は松戸で開業しました。

あの激務をして体調を壊したことは私に次のような結果をもたらしました。

鍼灸の「積聚会」という研究会を通して、鍼灸師同士のつながりが持てたのと同時に、中国の遼寧中医学院と関係が持て、中国の人々とも個人的なつながりが持てました。

千葉県松戸市で雑学を大いに楽しもうという「松戸村立雑学大楽」を立ち上げ、地域の方々と交流が持てるようになりました。

阪神大震災の時にはボランティアとして鍼灸治療に行くことができ、鍼灸治療の可能性を大いに膨らませることができました。

「医学生とおしゃべり」の会を通して医学生やより多くの鍼灸師とのつながりが持て、医学生の立場や鍼灸師のおかれた状況を知ることができました。

「癒しのネットワーク」にかかわることにより、多くの医療関係者や医療をまじめに考えている方々とつながりが持て、多くのことを得ることができました。そしてなによりも多くの患者さんと知り合うことができ、患者さんから大いに学ぶことができました。

鍼灸の良いところはいろいろありますが、その一つは治療を通して患者さんと治療者がゆっくり話ができることではないかと思います。鍼灸の適用範囲は肩こり、腰痛のみではなく、意外と広いです。例えば当院ではストレスにより心身を病んで来られる患者さんが比較的多いです。

そしてまた、コストが安いこと（もちろん保険の関係で患者さんの負担は高いですが）。どんな病の患者さんに対しても使用する道具は鍼・もぐさ・線香という、安いこの治療法に、健康保険や鍼灸師の教育制度の面で、社会的にもっと目を向けることにより、高齢化社会における医療制度諸問題の解決の糸口が見つかるのではと思います。

医原病にかからないためには、病になる回数を減らせばいいのです。そのためには自分の健康に対して前向きに考え、日頃から健康を保持すること、そのために生活を見直しすることが大切かと思います。生活を急に変えられない方に対しては鍼灸治療がお役に立ちます。病にかかって高額な治療代をかけ、つらく・長い闘病生活を送るより、病にかからない努力が大切だと思います。

総選挙での各党のマニフェストにはいずれもこのような視点からのアプローチがありませんでしたが、これからの医療制度の財源を考えても、考慮する価値は十分あると思います。

《改革の方向を考える——美容外科医の視点から》

平賀義雄（平賀形成外科院長）
西山真一郎（〔社〕日本美容医療協会理事長、西山美容形成外科院長）

その1　美容外科のトラブルの実態

Q　時々美容外科のトラブルが表面化しています。実態はどうなんでしょうか。また注意することは？

A　美容外科は、一般的に緊急性のない科目ですから、必要かどうか、必要ならば十分に治療方針を検討して、その上で必要なことだけを行えば、医療事故（過誤は別）は非常に少ないものです。他の科目でしたら、緊急処置などが必要な場合が多く、そういう時はまた難しい治療も要求されますが、苦労して対処しても、患者さんからは分からないことが多くて、難しい処置や手術に限って、いわゆる医療事故と言われるものが多くなる傾向がないとは言えません。

それでは、時に起きる美容外科のトラブルは、どんな原因で発生するのでしょうか。

まず基本的には、手術が適応かどうか、十分に話し合うことが前提条件です。手術は、からだに侵襲を及ぼす行為ですから、合併症は他の科目の手術と同じように起きる可能性はあります。

それ以外のものとしては、純粋な医療事故というよりも、症状や希望と一致した診療方針がとれない時に、患者さんからみて不満足感からくる不平不満で、患者さんは失敗感を覚えます。患者さんの期待が大き過ぎる時に、期待通りに出来上がらないという不満が生じてきます。

美容外科は他の科目と同じく、診察と治療方針の検討や選択が一番大事なところです。いわゆるインフォームド・コンセントです。極言すれば、手術はその方針通り行うだけのことです。

その基礎には、正しい形成外科的な知識と技術の裏付けと患者さんに礼をもって接する姿勢が必要で、さらに患者さんを理解するには、人間の文化的活動の分野にも通じていることが必要でしょう。そのためには、文学や音楽にも通ずる方が良いでしょう。

医師でありながら文学者でもある人は、枚挙にいとまがありません。

実際の医療事故で、報道される内容をみると、しばしばそういった基礎の問題がおろそかになっている場合があります。これなどは、美容外科のトラブル以前の問題でしょう。

読者の皆様が注意するべき点は、まずしっかりした美容外科医を選ぶことが出発点になります。一般的に言って、広告が目立つからといって、それを信じてうのみにするのは、危険です。

そうはいっても、そんなに正確な情報を簡単に得られるわけでもありませんから困ります。そのような時は、社団法人日本美容医療協会のホームページを参考にされるのも一つの方法かと思います。

広告の中に、患者さんが知りたい情報を盛り込もうという趣旨から、規制緩和が始まりましたが、最初はなかなか知りたい情報ばかりではないでしょうが、次第に正常化する傾向になるでしょう。

アメリカでも、広告の申請を取ったばかりの時は、かなり過激な広告があふれていましたが、現在は沈静化しているようです。営利を目的にすることは、一般企業では当たり前ですが、医療の分野では筋違いになります。しかし、美容外科をそのような目的で、全国展開すると、圧倒的な広告量の力で、患者さんが集まります。

その上「無料カウンセリング」などで患者さん（予備軍）を集め、来所するとセールストークを駆使して、なんとしても手術にもっていこうとするクリニックがあるのも現実です。これからは患者さんの方でも、情報武装して、うかつにはその手に乗らないようにしてほしいと思います。

今、世の中は、量より質の時代です。賢い消費者になって、無意味な美容外科のトラブルに陥らないように注意したいものです。

それには最初の手術が、後々まで影響しますから、最初に選ぶクリニックを慎重に決めることです。

その2　ひとの無知と〈弱み〉につけこむやり方に注意

Q　18歳の息子が包茎手術の際「君のはS。コラーゲンでLになる」と乗せられて200万円のローン

を組んだ。効果は？

Ａ　同様のトラブルは、日本美容医療協会にも、数多く寄せられています。実際には氷山の一角かと思います。

苦情で名のあがっている医療機関は、チェーン店形式で、泌尿器科、美容外科を標榜《ひょうぼう》して、週刊誌などに「相談無料」などの、派手な広告を出している全国展開の医院に限られているようです。手口も共通していて、包茎手術を前面に出して男性を引き寄せ、来所すると「君のは小さい」と劣等感に油を注ぎ、「コラーゲンを入れるとたくましくなる」と巧みに誘導するのです。

その際、「コラーゲンは1本5万円で何十本。金額は１００万円単位となる」で、「ローンを」となります。

組まされるローンも、その医院と提携しているローン会社で、金利も38％近いということも、同じようなトラブルの相談にいらした患者さんから聞いております。

では実際に、亀頭にコラーゲンを入れる意味があるのでしょうか。

これは全く意味がありません。亀頭が小さい、ペニスが小さい、と言われると、大部分の男性は、なんとなく自信喪失して、なんとかしなくては、と思うようです。

そのため、ペニスを大きくしたい、長くしたい。あげくは真珠などを入れて、なんとか男性を強調したい、ということになるのでしょう。実際には女性からいやがられているのも知らずに。

では実際に、ペニスの長さは弛緩《しかん》時どのくらいか、と言いますと、『臨床性医学入門』（石浜淳美著・金原出版刊）によりますと、だいたい陰茎の長さは４・３センチから12・８センチくらいです。

亀頭長は１・５センチから５・０センチくらいです。陰茎周（太さ）は、５・６センチから12・８センチと、かなり開きがあります。亀頭の形も、尖《せん》形・楕円《だえん》形・四角形・陣笠《じんがさ》形等々いろいろです。

陰茎の発育は35歳ぐらいまでで、日本人では30人に１人くらいの割で包茎があるといわれています。20歳前後では約半数の割であるといわれています。

以上でもお分かりのように、ペニスの長さや太さ、亀頭の長さや太さ、形などさまざまです。

実際性交において５センチもあれば問題ありません。

太さについては、女性性器は弾力性があるので（よくたとえられるのはストッキングですが）細くても太くてもフィットしてくれます。

このようにみても、亀頭を大きくする意味がないのは明らかです。

コラーゲンはアレルギーがおきないようにした、ウシから取ったタンパクで、しわなど浅い凹凸を一時的に埋めるのに使用します。

ふつう３カ月から18カ月ぐらい効果が持続するといわれております。

このことからも、コラーゲンを亀頭に入れる意味が全くないのは、お分かりいただけると思います。

では、２００万円のローンを組んだことについては解消できないか、となります。

現在、消費者契約法があります。自費診療の場合、適応されるというのが、日本医師会の考えのようです。

協会はどうなんだ、と疑問を持たれる方もおられますが、任意加盟（もちろん入会希望者については審査していますが）のため、非会員については、会としては残念ながら打つ手がありません。手術を行うにあたって、十分説明されたか、ウソの説明をされていないか、未成年者の手術なら、親の承諾を得ているか、いろいろ考えられます。法律面のことは弁護士に相談をされるのがよいのではないでしょうか。

その3　麻酔トラブルとA美容外科クリニックの例

Q　過日、テレビ朝日「ザ・スクープスペシャル」を見て、その内容に衝撃を受けました。法治国家とされる日本の真ん中で、このようなことが起きている現実。もし内容が事実としたら、医師を名乗って、あのような「医療行為」を行っていることが、なぜ野放しにされているのでしょうか。美容外科業界に詳しい会員医師の感想をお聞かせください。

A　まず、ご指摘の番組をご覧になっていない読者のために番組の概要を紹介します。

都内で開業しているA美容外科クリニックで、３人の麻酔トラブル（うち１人は植物状態）があったことが、テレビ局に寄せられた内部告発で判明した。

取材を進めると複数の証言などから、

①Aクリニックでは手術をB院長と医療に全く素人の女性が行っていた

②手術には、前の患者に使用したメスや鉗子《かんし》などの医療器具を消毒せず、そのまま用いていた

③B院長は95年に国立大学医学部を卒業し96年医師国家試験合格、この間テレビ局勤務を経て母校の内科医局研修医、さらに99年8月に美容外科クリニックを開業した

④母校の内科教授は「彼は内科医をしていると思った」「医師として美容外科をやることは法律違反ではないが、倫理的に問題がある」と話している

⑤それなのにB院長は20誌以上に派手な広告を出していた

⑥以上について、テレビ局の取材者はB院長に対して取材を求めたが、拒否されたという内容です。

私はある程度の噂《うわさ》を耳にしていましたが、これほどの内容ではなかったので、番組を見てショックを受けました。

それにしてもなぜ取材に応じて反論なり、言い分を主張しなかったのか。事実が違うなら法的手段に訴えることもできますし、理解に苦しむところです。テレビの報じた事実をすべて認めた、ということでしょうか。

それにしても番組によれば、マスコミ関係に就職したり、内科を研修した後、美容外科を開業したとのことですが、一人の医者として信じられないというほかありません。内科を2年間勉強して何ができるのかと、首をかしげるだけです。

美容外科医の多くは、形成外科を勉強し、専門医の資格を取ります。その間、一般外科を勉強したり、麻酔をしたりします。それからやっと美容外科を勉強します。

形成外科を勉強することにより、先天性の変形、火傷《やけど》、交通事故など、元の状態に限りなく近づ

ける復元外科を勉強していきます。そうすると、生まれつき鼻が低いのと梅毒で鼻が低いのと、あるいは一重で瞼《まぶた》が細く見えるのと、生まれつき瞼が開け難いいわゆる眼瞼下垂症と、どちらも悩みは同じではないかということから、美容外科に抵抗なく入っていけます。

美容外科はあくまでも悩みを解決しようとする外科です。外科である以上、傷は残ります。それが新たな悩みになっては意味がありませんから、できるだけ目立たないように傷跡をていねいに縫合していきます。このような傷跡をできるだけ目立たないように切開し縫合できるようになるだけでも2～3年はかかります。

外科のトレーニングを受けたことがない医者が、美容外科を開業して、どうして成り立つのでしょうか。そこに美容外科の特殊性があるのです。

それは患者さん同士のいわゆる「口コミ」がないからです。そのため広告をたくさん出せば、「よく目にする病院」→「有名な病院」→「手術が上手な病院」→「安心な病院」という、誤った図式ができることになります。

けれども広告は無料ではありません。美容外科の中には月に数千万円の広告費を出しているところが結構あります。客を集めるために「カウンセリング無料」「永久保証」などの文言が躍っています。

巨額の広告費を取り戻すため、しなくてもよい手術をすることにもなる。1件当たりの医院・クリニックの広告費を安くするため、チェーン店を展開します。

ミスをしてしまっても、今回のようにマスコミに出ても、ほとんど人の目には留まらないのですから、まったくと言ってよいほど内容について伝わりません。

その4　美容外科業界の実相

Q　乱診乱療の見本のようなA美容外科クリニックについて、その背景などを、美容外科専門医の会員の方からご説明いただけませんか。

A　今回のように植物状態になってしまったということになると、当然、社会問題化して裁判になるのでしょうが、生命にかかわらない程度の失敗は、公になることはまずありません。

一つには、「気に入らない」といった多分に主観的な問題であること。

二つには、医学的には失敗であっても、弁護士料などを考えると、泣き寝入りや示談で終わってしまうこと。

そのため、一般の人の目に留まりにくく、その患者さんが二度とその病院に行かなくなっても、広告で新しい患者さんが来ることになり、経営は成り立つわけです。

このように見ると、一部のマスコミにも問題があると言わざるをえません。

医療の広告には規制があり、広告できる内容は限られております。

しかし、雑誌などに掲載される美容外科の広告は、昔と違って純粋な広告の形態ではなく、出版物やビデオなどの広告という形態をとり、「目次より」ということで、本文の内容を何でも書き入れて広告しております。このような広告の多くは違法広告です。

またあたかも、取材のような形式を取った形のペイドパブリシティーがあります。

出版社の一部には、苦々しく思っておられる方もいるのでしょうが、出版物が売れなくなって広告料でなんとか赤字を埋め合わせているので、結局は載せるしかないのでしょう。

今回のクリニックの広告も、裁判の結果が出たにもかかわらず、相変わらず同じような広告が出されております。

これでよいのでしょうか。出版社は読者あってのものでしょう。その読者が買った雑誌の広告を見て、今回のような〝リピーター〟クリニック・病院へ行ったとなると、出版社の責任は同罪ということになりませんか。

次に、対策について考えます。

美容外科を勉強している団体は二つあります。

一つは形成外科を勉強した医師が主体となっている「日本　美容外科学会」。もう一つは美容整形と言っていた団体を主とする「日本美容外科学会」。このほか、全くどこにも属さないで開業している少数の医師がおります。

全く同名の学会が二つあるわけですから、一般の人にとっては区別のつけようがありません。

そこで１９９１（平成３）年に形成外科を勉強した医師が主体となっている学会が、「社団法人日本美容医療協会」を作り、広告のあり方やボランティアの適正認定医による電話相談、市民公開講座などを行ってまいりました。また、インターネットによる情報公開やネット相談なども行ってきました。

各種団体（雑誌広告協会、消費者センター、国民生活センター、ＪＡＲＯ）や、厚生労働省とも話し合ってきました。

結局、このようなことが起こらないようにするには、
①さまざまな情報を公開していくこと
②情報を皆様に読んで理解していただき、判断材料の一つにしていただくこと
③受けた診療と広告が違う場合は、広告を掲載している出版社へ読者がその旨を連絡すること
④裁判ともなれば医者のほかに広告を掲載した出版社に対しても訴えること
等々しかないでしょう。

テレビで放映された「麻酔事故により植物状態になった女性」については、損害賠償請求事件として東京地裁民事部で争われ、２００３年11月28日、被告医師側に対して約1億７０００万円の支払いを命ずる判決が出ました。

被告医師側はこれを不服として東京高裁に控訴しましたが、04年3月31日、控訴を取り下げたために、一審判決が確定しました。

あとがき

尊厳生の会

いまは「百年に一度の危機」だそうである。が、それはちがう。「人類存亡の危機」だと思う。以前から、『人材』に抵抗を感じていた。人権、人命を重んじるなら『人財』ではないのか。同じような考えをもつ企業や病院はいくつかある。横河電気であり、亀田病院である。どちらも従業員を大切にしている。

今回、企業が人事を『資材課』であつかうことを初めて知った。人は消耗品なのだ。

30年ほどむかしの話である。

ある全国紙に、Nという敏腕記者がいた。もちろん他社にも広く知れ渡っていた。どんな事情か知らないが、辞めてフリーになった。そのNさんから聞いた話だが、「退職金の金額がベラボーに低い。本俸を低くして、諸手当で補っていた」のだという。「これではうちの社はあぶないな」とも言った。Nさんの予言どおり、いま部数は激減し、経営の基盤がゆらいでいるらしい。

医者（薬剤師）を選ぶのも寿命のうち。

茨城県であった医療過誤。かかりつけの医者から長年出されていた薬を服用していたが、からだに痒みが出てきた、40歳代男性。（門前）薬局の薬剤師に相談すると、「あら、ムーンフェイスだわ」という。処方が変わるでなし、投薬は従前どおり。しばらくすると、大腿骨に痛覚出現。そこで大病院受診。診断は、薬害の疑いあり。大学病院を紹介される。「薬害性の大腿骨頭壊死」。人工骨頭をいれるも、20年も経てば再手術と…。

医薬分業は、真の医薬分業にすべし。薬剤師は「奴隷分業」などと自嘲する前に、職業意識に目覚めよ。

病院を選ぶのも寿命のうち。

病院の職員はみんな忙しい。それでも看護師の表情が明るい病院は、人間関係がスムーズで事故も少ない。

いまの社会はあわただしく不安定で、生きていくのも大変である。それだけに心身ともに病気になりやすいとも言える。であればこそ、スローライフ・スローメディシン、ゆっくり、ゆったり、ゆたかに生きたい、と思う。

【著者略歴】
川上立太郎 医学博士
1912（明治45）年生まれ。1938（昭和13）年　東京帝国大学医学部医学科卒業、東京帝国大学医学部伝染病研究所付属病院（文部技官）を経て、戦後、富士通信機㈱診療所所長、富士通川崎病院院長、淑徳短期大学食物栄養学科教授、（社）日本医学協会副会長等を歴任。現在、（社）日本医学協会特別顧問、日本カトリック医師会顧問。

＜尊厳生の会＞
1983年1月、地球の健康・個人の健康を考え、実践できることは実践することを目的とした市民団体「地域医療評議会」が前身。毎月1回「市民医療大学セミナー」を開催。167回の時点で「尊厳生基礎塾」に名実ともに変更（2000年1月）20回で終了。2005年10月、「尊厳生の会」と改称。2008年3月、事務局の清水が病に倒れ、以後開店休業中。これまで書籍およそ40冊（「医者の診療内容がよくわかる本」「看護婦残酷物語」など）を出版。機関紙78号を事務局から出すも休刊、無念。

石崎　卓　　（新八柱はり・しんきゅう院院長）
泉　邦彦　　（いずみ歯科医院院長）
大石　暢子　（大石薬局・薬剤師）
黒沢　純夫　（くろさわクリニック院長）
佐竹　俊之　（西東京共同法律事務所）
西山　真一郎（西山美容形成外科院長）
根間　英人　（根間デンタルオフィス院長）
平賀　義雄　（平賀形成外科院長）
吉川　孝三郎（吉川総合法律事務所）
（五十音順）

スローライフ・スローメディシン
——医療の基本は自然治癒力

2009年8月30日　　初版第1刷

編　著　川上立太郎＋尊厳生の会
発行者　高井　隆
発行所　株式会社同時代社
〒101-0065　東京都千代田区西神田2-7-6
電話 03(3261)3149　FAX 03(3261)3237
装　幀　クリエイティブ・コンセプト
組　版　有限会社閏月社
印　刷　中央精版印刷株式会社

ISBN978-4-88683-652-6